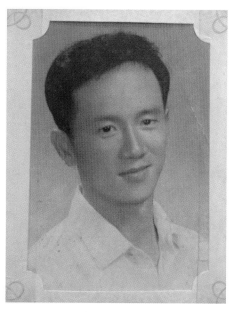

涂福音年轻时照片

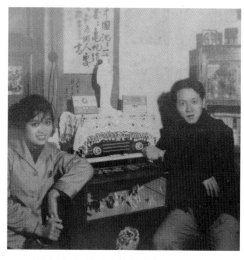

涂福音与其爱人社兰青年轻时照片

U0266741

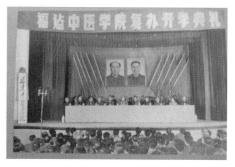

1978年学校恢复办学，当时的省委书记
林一心为福建中医学院复办揭牌

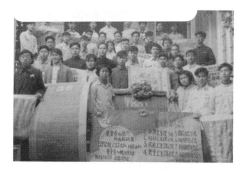

为群众救治各种急慢性疾患237人

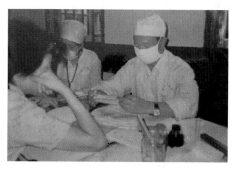

涂福音在为患者诊治

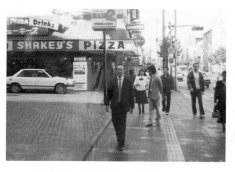

涂福音至日本那霸市访问学习

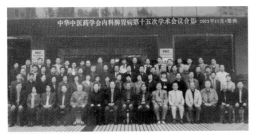

涂福音于2003年10月在郑州参加中华中医药学
会内科脾胃病第十五次学术会议

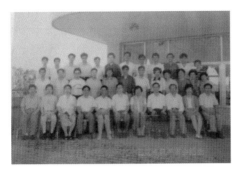

1994年厦门市中医院成为示范中医院，
省级评审会合影纪念

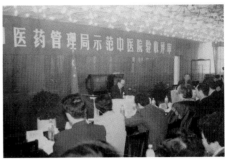

涂福音带领厦门市中医院参加国家中医药
管理局示范中医院验收评审会议

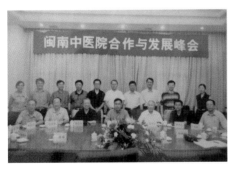

涂福音参加闽南中医院合作与
发展峰会合影

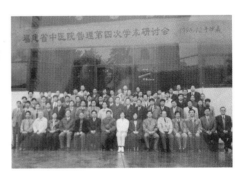

涂福音于1996年12月在三明沙县参加福建
省中医院管理第四次学术研究会合影

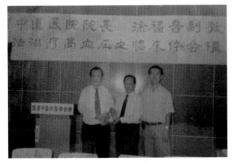

涂福音受邀至台湾讲学

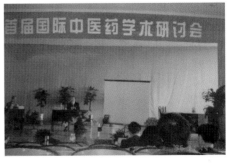

涂福音于1996年在厦门主持首届
国际中医药学术研讨会

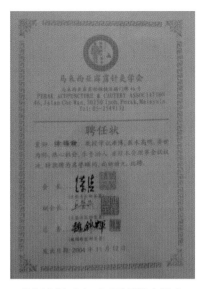

涂福音被马来西亚霹雳针灸学会
特聘为名誉顾问

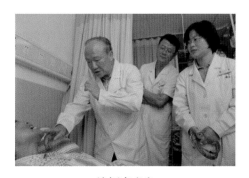

涂福音成为福建省名中医，并被制定成邮
票作为纪念

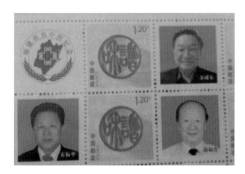

涂福音查房

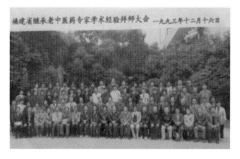

1993年涂福音成为福建省名老中医药专家
学术指导老师，吴耀南及张琼英正式拜涂
福音为师

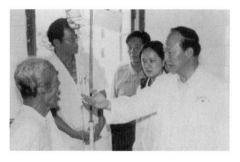

涂福音（右一）查房，吴耀南（左二）、
涂志红（右二）跟随学习

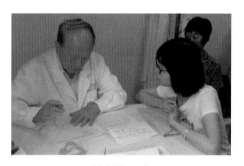

涂福音坐诊

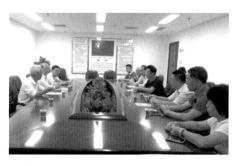

涂福音主持工作

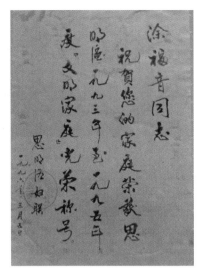

涂福音于1996年荣获"文明家庭"
光荣称号

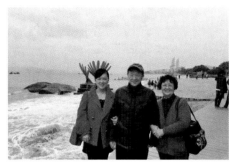

涂福音（中）与爱妻钟美真（右一）、
二女儿涂志红（左一）合影

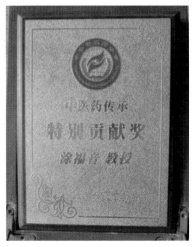

涂福音荣获"中医药传承特别
贡献奖"

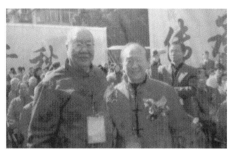

涂福音（右）与朱良春（左）合影

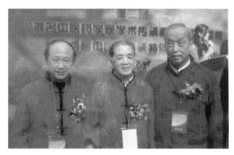

涂福音（左）与路志正（中）、
杨春波（右）合影

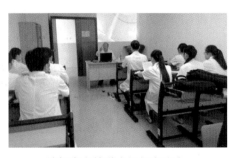

涂福音主持学术思想交流会

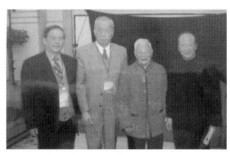

涂福音（左）与路志正（中）、
杨春波（右）合影

名老中医临证经验医案系列丛书

涂福音临证医论医案集

吴耀南　涂福音　**主编**

科学出版社

北京

内 容 简 介

本书主要收集了全国名老中医涂福音教授从事中医研究、临床和教学数十年来所总结的常见病的基础医理、典型医案医话以及临证杂谈等经验荟萃。涂教授不仅博古通今，纵横中西，还重视民间效验医术的应用，故该书不仅含有涂教授独自的临床经验，亦含有闽南民间特色效验医术，是国内外其他同类书籍所不能比拟的。全书分为五大部分，包括涂福音教授成医之路、常见病诊治理论基础、脾胃病诊疗常规、临证杂谈、临证医案。本书从各个方面综合论述了涂教授的临床治病经验，既直观，又系统，内容真实可靠，临床疗效显著，本书出版可以为中医脾胃病研究人员提供有价值的治疗方法和经验良方以及学习中医的路径，其宗旨为传承医理、共享良方、鼓舞读者、造福患者。

图书在版编目(CIP)数据

涂福音临证医论医案集/吴耀南，涂福音主编.—
北京：科学出版社，2017.6
　(名老中医临证经验医案系列丛书)
　ISBN 978-7-03-052812-4

　Ⅰ.①涂… Ⅱ.①吴… ②涂… Ⅲ.①脾胃病-中医
临床-经验-中国-现代 Ⅳ.①R256.3

中国版本图书馆 CIP 数据核字(2017)第 107625 号

责任编辑：潘志坚　黄金花
责任印制：谭宏宇 / 封面设计：殷　靓

科学出版社 出版
北京东黄城根北街 16 号
邮政编码：100717
http://www.sciencep.com

南京展望文化发展有限公司排版
江苏省句容市排印厂印刷
科学出版社发行　各地新华书店经销

*

2017 年 6 月第 一 版　开本：B5(720×1000)
2017 年 6 月第一次印刷　印张：11 3/4　插页 9
字数：218 000

定价：**80.00 元**

《涂福音临证医论医案集》
编辑委员会

序

　　《涂福音临证医论医案集》即将付梓,邀余代序,细读书稿,品味其理,深感意远,故愿为其言。

　　古人云:夫医之为道,君子用之以卫生,进而推之以济世,故为仁术。中医济世济人,成就者良相良医。医者"上以疗君亲之疾,下以救贫贱之厄,中以保生长全以养其生,是为大家"。全国名老中医涂福音教授,生于丁丑,家学渊源,少承庭训,而后就读于福建中医学院,毕业后开始悬壶济世,临证中常反复阅读经典,并拜师于著名中医学家姜春华教授,尽得薪传,功业有成,至今从事中医临床、科研、教学工作已有50多载,虽已年逾古稀,仍勤于临床,笔耕不辍。涂教授不仅临床疗效卓著,医德更是有口皆碑,涂教授主张:"德术兼备,方可言医""欲济世而习医则是,欲谋利而习医则非。我若有疾,望医之救我者何如?我之父母子孙有疾,望医之相救者何如?易地以观,则利心自淡矣。利心淡,仁心现;仁心现,斯畏心生。"大家风范可见一斑。

　　涂教授对脾胃病的诊治经验丰富,用药轻灵、平和,临床中常于平淡中见奇效,尤其擅长运用中医脾胃学说理论治疗内科疑难杂症,逐渐形成了健脾和胃、调理气机、清化湿热、活血化瘀、注重养阴的学术思想,针对不同的病症,治法各有千秋,临证时辨证精准,用药灵活变通,治疗宗旨主张有是证用是药,折断病机、防止传变是关键。涂教授曾经研制了"康胃冲剂""护胃散""消管炎散""祛痛灵胶囊"等新药,疗效卓著。撰著有《临证论医集》《涂乾照医案选》两部专著,颇受业界好评。

　　涂教授常言:"为医者,需精勤不倦""学不贯今古,识不通天人,才不近仙,心不近佛者,宁耕田织布取衣食耳,断不可作医以误世!医,故神圣之业,非后世读书未成,生计未就,择术而居之具也。是必慧有夙因,念有专习,穷致天人之理,精思竭虑于古今之书,而后可言医。"涂教授对于后辈的跟诊学习要求严格,临证除了需注重四诊合参,更要因人、因时、因地制宜,立足整体,时刻不忘辨证论治。涂教授培养学生众多,桃李芬芳,其学术继承人吴耀南为福建省名老中医药专家学术经验继承工作指导老师,厦门市名中医,全国200名优秀中医临床人才之一。吴耀南作为涂福音全国名老中医药专家传承工作室负责人,带领工作室传承人员长期跟师涂教授,总结、整理涂教授临证经验及医案医话,汇编成册,以供后学者阅读借鉴,并将涂教授数十年心血不断发扬光大。本书内容丰富,既有涂教授对内科杂病理论的系统认识,又有涂教授临证的经典医案医话,还有涂教授的经验用方、用药,本书理论与实际相结合,既有博采众长的病症诊治经验,又有涂教授多年来的实践心得体会;既有经典的理论阐述,又有实践后的可贵创新,本书既有利于提高理论认识水平,亦可借以拓宽诊疗思路,采用更好更新的治疗方法,为患者解除疾病痛苦。本书内容真实可靠、临床疗效显著,出版后可供临床医师,从事教学、科研工作者参考,尤其是初入医林的青年医师,参阅可以不断提高业务水平,造福患者。本书既是老中医药专家学术经验继承工作的总结,也是老中医药专家学术经验继承工作的成果展示,更是老中医药专家学术经验的荟萃和升华,本书的出版将为我们留下宝贵的财富,具有十分深远的历史意义和典籍价值。

杨叔禹

2016 年 12 月于厦门

涂福音教授简介

涂福音,1937年出生,主任医师、教授、博士研究生导师,1963年毕业于福建中医学院,全国老中医药专家学术经验继承工作指导老师,荣获全国首届中医药传承特别贡献奖,享受国务院特殊津贴。1983年任厦门市中医院副院长,1984～1998年年底连任厦门市中医院院长,1997年度荣获厦门市卫生系统优秀院长称号。曾任全国中医内科学会脾胃病专业委员会副秘书长、顾问,福建省中医药大学兼职教授,历任福建省中医高级职称评审委员会委员,《中国中西医结合消化杂志》编委,福建省中医药学会副会长、顾问,福建省中医内科学会副会长、名誉会长,厦门市思明区第十二届人大代表,现任福建厦门市中医院名誉院长。

出生中医世家,曾拜师于著名中医学家姜春华教授,尽得薪传,从事中医内科临床、教学、科研工作50多年,具有良好的医德医风和丰富的临床实践经验,对中医脾胃学说有深入研究,在临床上不断探索,总结经验,其研制的"祛痛胶囊"曾获准参加"1983～1993年福建省中医药科技成果展示交易会"。其经验方与厦门中药厂合作研制开发新药"康胃颗粒"冲剂,通过临床验证和实验研究证明,该药治疗慢性胃炎、消化性溃疡等疗效显著,备受患者欢迎。先后承接中共厦门市委、市政府的应邀出访日本、菲律宾、泰国、马来西亚、新加坡等国家和中国台湾、澳门地区进行中医学术交流,受到当地医学界同仁的热烈欢迎。

著有《临证论医集》(由厦门大学出版社出版,荣获福建省第二届中医药优秀科技图书奖)和《涂乾照医案选》,参与编写了《急症胃痛证治》和《中医胃肠病学》,在国内外报刊杂志上发表学术论文30多篇。其中《辨舌观病用药》一文,于1988年6月13日发表于新加坡《新民日报》,另有两篇论文分别获福建省中医药学会优秀论文奖和中国中医研究院"急症胃痛研究"科技进步成果奖。

涂福音教授主政期间,锐意改革,勇于进取,狠抓医院,建章立制,坚持一手抓内涵建设,倡导"五专"工程,即"院有专科、科有专病、人有专长、病有专药及专病诊疗仪器",突出中医药特色,并从人、财、物给予大力扶持;一手抓硬件和医德医风建设,新建门诊大楼及争取到病房大楼土地立项,从1995年起率先实行挂号、估价、收费一条龙服务,全面实现信息化管理,倡导院、科两级核算制,1996～1998年,年业务收入增长率均在35%以上,年增长率为33%,名列厦门市卫生系统前茅,为三级乙等示范中医院达标打下坚实基础,位居全省同级同类医院前列,率先进入全国100所示范中医院。

目　　录

序

涂福音教授简介

第一章　涂福音教授成医之路 ················· 1

　　一　幼承庭训　子承父业 ················· 1

　　二　熟读经典　广学民术 ················· 1

　　三　扎根临床　仁心仁术 ················· 2

　　四　思虑为民　步入政坛 ················· 2

　　五　无私传承　桃李芬芳 ················· 3

第二章　常见病诊治理论基础 ················· 5

　第一节　脏腑辨证 ················· 5

　　一　脏腑辨证的概念 ················· 5

　　二　脏腑辨证的步骤 ················· 5

　　三　脏腑辨证的整体观念 ················· 5

　　四　内脏相关辨证 ················· 29

　第二节　胃脘痛的分型论治 ················· 32

　　一　中医辨证分型施治 ················· 33

　　二　证候分类及诊断标准 ················· 34

　　三　单验方治疗 ················· 34

　第三节　慢性萎缩性胃炎中医分型论治 ················· 35

　　一　临床资料 ················· 36

　　二　分型证治 ················· 37

　　三　体会 ················· 39

　　四　典型病例 ················· 40

　　五　小结 ················· 43

　第四节　高胆固醇血症的中医辨证分型 ················· 43

　　一　高胆固醇血症中医辨证分型的理论根据 ················· 44

　　二　分型与施治 ················· 44

第五节　高血压病中医辨证与治疗 ……………………………………… 46
　　一　病因病机 ………………………………………………………… 46
　　二　辨证与治法 ……………………………………………………… 47
　　三　疗效标准 ………………………………………………………… 48
　　四　一般资料 ………………………………………………………… 48
　　五　临床资料分析 …………………………………………………… 49
　　六　典型病例 ………………………………………………………… 50
　　七　结语 ……………………………………………………………… 50
第六节　咳喘证治 ………………………………………………………… 51
　　一　分型与施治 ……………………………………………………… 51
　　二　病案举例 ………………………………………………………… 52
　　三　体会 ……………………………………………………………… 53

第三章　脾胃病诊疗常规 ………………………………………………… 54
第一节　消化性溃疡(胃疡病)诊疗常规 ………………………………… 54
　　一　诊断 ……………………………………………………………… 54
　　二　治疗方案 ………………………………………………………… 55
　　三　疗效评价 ………………………………………………………… 58
　　四　难点分析 ………………………………………………………… 59
第二节　上消化道出血(血证)诊疗常规 ………………………………… 60
　　一　诊断标准 ………………………………………………………… 60
　　二　入院标准 ………………………………………………………… 61
　　三　检查项目 ………………………………………………………… 61
　　四　治疗方案 ………………………………………………………… 61
　　五　疗效评价 ………………………………………………………… 67
　　六　疗效要求 ………………………………………………………… 67
　　七　出院标准 ………………………………………………………… 67
　　八　住院天数 ………………………………………………………… 67
　　九　医疗费用 ………………………………………………………… 67
　　十　出院指导 ………………………………………………………… 68
第三节　溃疡性结肠炎(久痢)诊疗常规 ………………………………… 68
　　一　诊断标准 ………………………………………………………… 68
　　二　入院标准 ………………………………………………………… 71
　　三　检查项目 ………………………………………………………… 71
　　四　治疗方案 ………………………………………………………… 71
　　五　疗效评价 ………………………………………………………… 76

　　六　疗效要求 ……………………………………………… 79

　　七　出院标准 ……………………………………………… 79

　　八　住院天数 ……………………………………………… 79

　　九　医疗费用 ……………………………………………… 79

　　十　出院指导 ……………………………………………… 79

　　十一　难点分析 …………………………………………… 79

第四节　反流性食管炎(吞酸)诊疗常规 ……………………… 80

　　一　诊断 …………………………………………………… 80

　　二　入院标准 ……………………………………………… 81

　　三　检查项目 ……………………………………………… 81

　　四　治疗方案 ……………………………………………… 82

　　五　疗效评价 ……………………………………………… 86

　　六　出院标准 ……………………………………………… 87

　　七　住院天数 ……………………………………………… 87

　　八　医疗费用 ……………………………………………… 87

　　九　出院指导 ……………………………………………… 87

　　十　难点分析 ……………………………………………… 87

第五节　慢性胃炎(胃脘痛)诊疗常规 ………………………… 87

　　一　诊断 …………………………………………………… 87

　　二　入院标准 ……………………………………………… 89

　　三　检查项目 ……………………………………………… 89

　　四　治疗方案 ……………………………………………… 89

　　五　疗效评价 ……………………………………………… 95

　　六　疗效要求 ……………………………………………… 96

　　七　出院标准 ……………………………………………… 96

　　八　住院天数 ……………………………………………… 96

　　九　医疗费用 ……………………………………………… 96

　　十　出院指导 ……………………………………………… 96

　　十一　难点分析 …………………………………………… 96

第六节　慢性萎缩性胃炎癌前病变(胃脘痛)诊疗常规 ……… 98

　　一　诊断 …………………………………………………… 98

　　二　入院标准 ……………………………………………… 100

　　三　检查项目 ……………………………………………… 101

　　四　治疗方案 ……………………………………………… 101

　　五　疗效评价 ……………………………………………… 105

　　六　出院标准 ……………………………………………… 106

七 住院天数 ……………………………………………………… 106

八 医疗费用 ……………………………………………………… 107

九 出院指导 ……………………………………………………… 107

十 难点分析 ……………………………………………………… 107

第四章 临证杂谈 ……………………………………………………… 108

第一节 "辨舌"观病与用药 …………………………………………… 108

一 虚实分明,轻重有别 ………………………………………… 108

二 辨舌用药靠经验 ……………………………………………… 109

第二节 胃脘痛分型论治初探 ………………………………………… 110

一 一般资料 ……………………………………………………… 110

二 分型施治 ……………………………………………………… 110

三 疗效观察 ……………………………………………………… 111

四 病例简介 ……………………………………………………… 112

五 体会 …………………………………………………………… 112

第三节 慢性支气管炎、肺气肿与肺心病中医"舌瘀象"探讨 …… 112

一 一般资料 ……………………………………………………… 112

二 观察方法 ……………………………………………………… 113

三 临床资料 ……………………………………………………… 113

四 观察结果 ……………………………………………………… 114

五 讨论与小结 …………………………………………………… 116

第四节 草药"二丹汤"治疗流感临床疗效分析 …………………… 119

一 药物介绍 ……………………………………………………… 119

二 方剂、用法 …………………………………………………… 119

三 观察对象及方法 ……………………………………………… 119

四 观察结果 ……………………………………………………… 119

五 小结 …………………………………………………………… 121

第五章 临证医案 ……………………………………………………… 122

第一节 脾胃病医案 …………………………………………………… 122

一 胃脘痛 10 例 ………………………………………………… 122

二 胃癌 4 例 ……………………………………………………… 131

三 吐酸 1 例 ……………………………………………………… 135

四 梅核气 1 例 …………………………………………………… 135

五 厌食 1 例 ……………………………………………………… 136

六 腹痛 5 例 ……………………………………………………… 137

七　便秘 2 例 ……………………………………… 145

八　泄泻 2 例 ……………………………………… 146

九　久痢 1 例 ……………………………………… 148

第二节　其他疾病医案 ……………………………… 149

一　感冒 2 例 ……………………………………… 149

二　鼻窒 1 例 ……………………………………… 151

三　鼻渊 1 例 ……………………………………… 152

四　头痛 1 例 ……………………………………… 153

五　不寐 3 例 ……………………………………… 154

六　耳鸣 1 例 ……………………………………… 156

七　目睛干涩 1 例 ………………………………… 157

八　痤疮 1 例 ……………………………………… 157

九　淋证 2 例 ……………………………………… 158

十　行经浮肿 1 例 ………………………………… 160

十一　痛经 1 例 …………………………………… 161

十二　卵巢囊肿 1 例 ……………………………… 162

十三　头痛鳞爪 1 例 ……………………………… 163

十四　紫癜(肌衄) 1 例 …………………………… 164

十五　血崩致痉 1 例 ……………………………… 165

十六　热痹 1 例 …………………………………… 166

十七　眩晕(高血压病) 1 例 ……………………… 167

十八　胁痛(慢性肝炎) 1 例 ……………………… 167

十九　脾虚带下病 1 例 …………………………… 168

二十　扶正祛瘀治疗癌症 ………………………… 168

后记 …………………………………………………… 170

第一章 涂福音教授成医之路

一 幼承庭训 子承父业

涂福音,男,出生于 1937 年 10 月,福建龙岩人,出生于中医世家,在涂教授年幼时其父亲已是当地的名医,故涂教授幼时就常于庭院之中见到父亲为前来寻求帮助的患者诊病施治,也常见到患者从初诊时的痛苦无助到父亲将其治愈后脸上挂满的希望、信任之情,涂教授对医学的敬仰之情油然而生,心中暗暗立志,将来一定要追随父亲的脚步走上行医救人之路。故年少时的涂教授就常常阅读家中众多的医学书籍,并跟随父亲出门行医,为不方便前来就诊的患者入户看病。长此以往,涂教授对于中医的领悟能力就在这不知不觉的熏陶中形成。

1958 年涂教授考入福建中医学院医疗系本科专业,在校期间,涂教授刻苦学习,广读古籍,形成了较为系统的中医理论思维,假期时还常至厦门市中医院跟师学习,当时运用西医诊治疾病的思维方式在临床上已占主流地位,中医处于较为弱势阶段,故而要在临床上运用中医思维及中医药治病已较困难,但涂教授仍不气馁,反复于临床中验证课本上的理论知识,并与带教老师探讨如何运用中医思维诊治疾病。1963 年涂教授学成毕业,当年 9 月成为厦门市中医院的一名中医师,从此,涂教授正式踏上了行医救人之路。

二 熟读经典 广学民术

1963 年 9 月涂教授正式成为厦门市中医院的一名中医师,从此也就担起了作为一名中医师所该承担的责任和职责,涂教授常常为了患者难以治愈的病痛查寻古籍,并有意识的搜集厦门民间的经验用药、特色用药,反复验证,撷取精华,去伪存真,经过临床的反复实践、熟读经典、悉心探索,涂教授的医疗水平得到了较高的提升,1981 年 10 月至 1982 年 4 月涂教授还到上海第一医学院附属中山医院(现为复旦大学附属中山医院)进修中医内科脾胃、心、肺疾病等内容,期间有幸拜得姜春华教授为师,涂教授认真学习姜老的医术,获益良多,涂教授在跟师学习期间的表现以及学习的成果还得到姜老的高度认可和好评,这次进修使涂教授的诊治水平得到一个质的飞跃。1984～1995 年涂教授还参加过日本、马来西亚、泰国、菲律

宾、新加坡及中国台湾等国家和地区的中医学术诊疗和学术交流,使其在学术思维
层次上又得到了一定的提高。

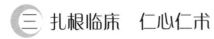

三 扎根临床　仁心仁术

　　1978年4月涂教授被聘为主治中医师,随后涂教授接受医院的安排转入呼吸
病研究室工作,期间除了完成繁重的临床诊疗工作,涂教授还开展了慢性支气管炎
及内科脾胃病的研究,研究慢支—肺、脾、肾的实质,以及舌瘀象在慢性支气管炎患
者中的临床表现,并总结发表了许多慢性支气管炎相关科研论文,探索中医治疗胃
脘痛的临床分型和治疗,其中《胃脘痛分型与治疗》一文在省级杂志上发表。1981
年涂教授创立脾胃病科,并担任内科行政副主任,1982年3月,涂教授获"一九八
一年度中青年中医学术论文征文评比三等奖"。1984年涂教授引领厦门市中医院
脾胃病科参加全国中医胃脘痛临床协作工作。1991年10月,"中医急症胃痛诊治
与疗效评定标准"课题荣获北京市中医药管理局1990年度科技成果奖一等奖,厦
门市中医医院作为协作组成员单位,涂教授为分题组长。1992年2月20日,国家
中医药管理局脾胃急症协作组课题"中医急症胃痛在临床与实验研究"荣获中国中
医研究院1991年度科研成果奖二等奖(部级),厦门市中医医院涂教授系协作组成
员单位课题负责人。1993年涂教授荣获"厦门三德兴兴医基金会"杰出医术奖。
涂教授研制的"祛痛胶囊"曾获准参加"1983～1993年福建省中医药科技成果展示
交易会"。其经验方与厦门中药厂合作研制开发新药"康胃颗粒"冲剂,并通过临床
验证和实验研究证明该药治疗慢性胃炎、消化性溃疡等疗效显著,备受患者欢迎。
涂教授著有《临证论医集》和《涂乾照医案选》,参与编写了《急性胃痛证治》和《中医
胃肠病学》,1994年11月,《临证论医集》荣获福建省第二届(1991～1993年)中医
药优秀科技图书三等奖。在国内外报纸杂志上发表学术论文30多篇,其中《辨舌
观病用药》一文,于1988年6月13日发表于新加坡《新民日报》,另有两篇论文分
别获福建省中医药学会优秀论文奖和中国中医研究院"急症胃痛研究"科技进步成
果奖。1995年9月,涂教授获中共厦门市委、市政府颁发的"科技工作先进个人"
称号。1995年9月10日,由涂教授主持的课题"103例慢性萎缩性胃炎中医证型
与血清胃泌素尿胃蛋白酶关系探讨"项目获厦门市科技进步奖三等奖。1996年10
月1日,涂教授享受国务院颁发的"医疗卫生"特殊贡献专家津贴。

四 思虑为民　步入政坛

　　1981年3月涂教授创立脾胃病科,并被聘为厦门市中医院内一科行政副主
任,涂教授带领科室人员积极开展脾胃科疾病诊治相关工作,同时还带领科室人员
学习内镜操作技能,要求科室人员务必认真学习中西医理论知识,临床上要做到西

医诊治疾病无障碍,中医诊治疾病有疗效。1982 年 10～12 月涂教授还参加了厦门党校"第一期中青年干部培训班"进行干部技能学习,不断加强自身领导能力。于 1984 年引领厦门市中医院脾胃病科参加全国中医胃脘痛临床协作工作。

1983 年 1 月涂教授被聘为厦门市中医院副院长,1984 年被聘为厦门市中医院院长,涂教授主政期间,锐意改革,勇于进取,狠抓医院建章立制,坚持一手抓内涵建设,倡导"五专"工程,即"院有专科、科有专病、人有专长、病有专药及专病诊疗仪器",突出中医药特色,并从人、财、物给予大力扶持;一手抓硬件和医德医风建设,新建门诊大楼及争取到病房大楼土地立项。1988 年 1 月涂教授被厦门国际中医培训交流中心聘为第一副主任,为中医药事业在国际上的宣传和影响做出了不可磨灭的贡献。1989 年 12 月涂教授被评为"百家窗口优质服务之窗活动中"优秀组织者称号。1993 年 5 月涂教授被获评为"重视支持职工民主管理的党政领导干部",由厦门市总工会颁发奖状。1993 年 5～7 月再次接受厦门市委党校"县处级领导干部进修班"学习,获结业证书,进一步提高了领导水平。1993 年 12 月涂教授再次获"百家窗口优秀组织者"称号。1995 年涂教授带领厦门市中医院率先实行挂号、估价、收费一条龙服务,全面实现信息化管理,倡导院、科两级核算制,1996～1998 年,年业务收入增长率均在 35％以上,年增长率为 33％,名列市卫生系统前茅,为三级乙等示范中医院达标打下坚实基础,位居全省同类医院前列,率先进入全国 100 所示范中医院。1998 年 7 月,涂教授荣获"厦门市卫生系统优秀院长"称号,1998 年涂教授满 60 周岁退休,退休后仍继续担任厦门市中医院名誉院长,仍时刻心系厦门市中医院及脾胃病科,对医院的建设以及脾胃病科的建设和发展出谋划策,提出了许多宝贵的意见。

五　无私传承　桃李芬芳

涂教授对脾胃病的诊治经验丰富,并擅长运用中医脾胃学说理论治疗内科疑难杂症,逐渐形成了健脾和胃、调理气机、清化湿热、活血化瘀、注重养阴的学术思想。1981 年涂教授开始对厦门大学海外函授学院进行学术讲座,教授中医内科课程,并临床带教海外函授生。1990 年 4 月涂教授被授任"福建省高校教师、高级职务评审考评专家"副教授任职资格;涂教授还长期担任北京中医药大学、福建中医药大学、厦门大学医学院等中医药院校的讲课及临床带教工作。1993 年 6 月被确定为全国老中医药专家学术经验继承工作指导老师,通过拜师大会正式收纳吴耀南及张琼英两名入门弟子;1997 年 1 月被确定为第二批全国老中医药专家学术经验继承工作指导老师。2006 年 12 月,涂教授获全国首届中医药传承特别贡献奖。自 1992 年至今涂教授已培养博士研究生 1 名,硕士生 7 名,继承人 4 名。

此外,涂教授还兼职多种学术专业委员会职务,历任福建省中医高级职称评审委员会委员,《中国中西医结合消化杂志》编委,福建省中医药学会常务理事、顾问,福建省中医内科学会副主任委员,福建省脾胃病专业委员会副主任委员,厦门市中医药学会副理事长、名誉会长,厦门市思明区第十二届人大代表,全国中医内科学会脾胃病专业委员会委员、副秘书长、顾问,厦门市科学技术协会委员。

第二章　常见病诊治理论基础

第一节　脏腑辨证

一　脏腑辨证的概念

脏腑辨证是以脏腑学说为基础,研究疾病发生、发展过程中,根据脏腑的生理功能与其产生病变之后表现不同的症状,进行分析、归纳,从而确定病变的部位,用以指导临床治疗的一种辨证方法。

二　脏腑辨证的步骤

(一) 定病位

在准确采集四诊(望、闻、问、切)材料基础上,根据脏腑生理病理的特点,分析归属何脏何腑,确定病变部位。如心具有主血脉、主神明等功能,故把心悸、气短、脉结代、神志昏等症状体征,归属于心的病症。又如肺具有宣降、主皮毛的功能,故哮喘、汗出等症状,归属于肺的病症。

(二) 定病性

辨明脏腑病症之后,必须结合八纲辨证,才能明确脏腑属阴、阳、气、血、寒、热、虚、实的性质,分清证候,做出准确的诊断。如心悸一症,虽属心的病症,尚未能明确其病症属何种疾病的性质,还须辨明属心阴虚、心阳虚或心气虚、心血虚及心火炽盛等。又如:胃脘痛一症有虚寒证、实热证等性质,这样才能明确诊断。

三　脏腑辨证的整体观念

脏腑是一个整体,脏与腑之间互相影响,某一脏腑有病,可累及另一脏腑,因此脏与腑或两脏以上可以同时或先后发生病理变化,这就必须从脏腑的整体观念出发,考虑脏腑之间的相互关系。如高血压病(眩晕),通过分析,初步得知为肝阴不足,肝阳上亢之后,还要进一步辨明,如已影响到肾,则为肝肾不足;肝阳上亢;兼有心火旺盛,则为心肝火旺。又如肾阳虚,膀胱失摄,故见小便频数、遗尿等证候,构成脏腑辨证的复杂性。

脏腑辨证必须把握脏腑生理、病理特点,掌握脏腑病变的矛盾,从整体观念出发,才能全面了解病机,准确地辨别证型。

(一) 心(小肠)的证候

心的主要生理功能是主血脉、主神明,其华在面。因此,心的病理变化多表现在神志及血脉方面的异常。心病证候,虚证有气、血、阴、阳的不足。实证以瘀、火、痰、热(心火上炎、心血瘀阻、痰迷心窍等神志的证候)为主。在小肠方面常见的病症为心移热于小肠,小肠气痛。

1. 心气虚与心阳虚　　心气与心阳有鼓动血脉、周流全身等(动力)作用,故心气(阳)不足或心阳虚脱时,可出现一般常见心(阳)虚或阳脱的证候,而且可引起血脉周流不畅,甚至血流瘀阻(不通畅或阻塞)等症状。

【临床证候】

共同点:心悸、气短、自汗、舌质淡苔白、脉细弱。

分析:心的推动力减弱,勉力搏动,输送血液无力,故见心悸、脉细弱。肺有主气的功能而心气不足,影响肺气虚弱,故见气短。汗为心之液,由于心气不足,固摄失权,阴液外泄而致自汗。心开窍于舌,心气不足,不荣于舌面,而致舌质淡。

(1) 心气虚

特点:面色㿠白,胸憋闷,倦怠,舌胖嫩,脉虚。

分析:"其华在面"而心气不足,运血失常,故面色㿠白,脉虚,其气不振而致胸憋闷,倦怠。心气不足,主荣舌失常,致舌体胖嫩。

(2) 心阳虚:指心阳不足,为心气不足而进一步加重的病情。

特点:形寒肢冷,心区作痛,脉细弱或结代。

分析:心阳不振,阳虚不能外达,则形寒肢冷。胸阳不振,心脉瘀滞,见于心区作痛或闷痛。阳虚而致功能减弱,推动气血无力,或气行不匀,脉细弱或结代。

(3) 心阳虚衰(心阳虚脱):指阳虚日久而发展到心阳虚脱(中医称为"亡阳"——类似于休克。)

"亡阳"——休克,可见于急性病大吐、大泻、大汗之后,阴液大伤而致阳气暴脱(阴阳互根的关系)之证。

特点:大汗淋漓,四肢厥冷,口唇青紫,脉微欲绝,呼吸微弱,呼多吸少,晕厥昏迷。

分析：心液随着阳气外脱则大汗淋漓。阳气衰败，不能温养四肢，故见四肢厥冷。阳气衰竭，运行失常，血行瘀滞，故口唇青紫，脉微欲绝（缺氧、休克先兆）。心阳衰败则影响到肺、肾，使肺不主气，肾不纳气，呼吸微弱，喘气，呼多吸少。阳气暴脱，神随气散，神无所主——晕厥昏迷。

以上可见于近代医学所称之心神经症，心力衰竭，器质性心脏病，心源性休克等。

【病因病机】

本证多因久病体虚，劳神过度，精神刺激等，损伤心气、心阳所致。由于心气推动血脉的动力不足，故出现心悸、气短、脉虚等症。心阳虚是心气虚的发展，故阳虚而见寒象。心阳虚衰是心气虚的发展，故见于大汗淋漓、四肢厥冷、呼吸微弱、形寒肢冷、脉微细欲绝等证候，甚至影响到神志而出现昏迷不醒。

【治则方药】

"虚则补之"为原则。

（1）心气虚：补养心气，宁心安神。方药：四君子汤加黄芪、酸枣仁、五味子、远志等。

（2）心阳虚：温通心阳。方药：瓜蒌薤白桂枝汤加附子、党参等。

（3）气血瘀阻：活血行瘀。方药：失笑散加丹参、三七、川芎等。

（4）心阳虚衰：回阳救逆。方药：四逆汤或参附汤加龙骨、牡蛎、五味子。

（5）针灸疗法：艾灸百会、足三里、涌泉等穴。

2. 心血（阴）虚　指心脏有形的物质基础不足。心血（阴）具有充盈血脉、滋养心神、抑制心火的作用，当其不足则出现阴血亏损、心神不安、虚火内生等病理现象。

【临床证候】

共同点：心悸、心烦、易惊、失眠、健忘。

分析：心藏神，心血（阴）不足，心失所养，心阳（火）偏亢——心悸、心烦、易惊；阴血亏虚，不能养神，神不守舍——失眠、健忘。

（1）心血虚：指心血不足。

特点：眩晕、面色苍白、唇淡、舌质淡体嫩、脉细弱等。

分析：血虚脑海失养——眩晕；心血不足，血不上荣——面色苍白、唇淡、舌淡嫩、脉细弱。

（2）心阴虚：指心的阴液不足（在心血虚的基础上发展）。

特点：咽干、低热、盗汗，舌尖红，苔薄白或无苔，脉细数等。

分析：心阴不足，心火偏亢——咽干；阴虚火动，汗液外泄——盗汗；阴不制阳，虚热内生——低热、五心烦热、舌尖红、脉细数；虚热内扰心神则烦躁。

【病因病机】

本证多因久病失调，或热病后期，劳心过度导致消耗阴血，造成心血（阴）亏虚。

【治则方药】

"虚则补之"为原则。

（1）心血虚：补养心血。方药：四物汤加鸡血藤、阿胶、柏子仁。

（2）心阴虚：补养心阴。方药：补心丸加百合等。

3. 心火上炎　指心的实火或心的本脏虚火上升，见于甲亢、口腔溃疡、泌尿系统感染等疾病。

【临床证候】

特点：口舌生疮、心烦口渴、烦躁不眠、小便黄短，或小便涩痛、尿血、舌尖红、苔黄、脉数。

分析：心经实火（心的虚火上升）——口腔溃疡、口渴心烦、烦躁不眠、舌尖红等；心移热与小肠（表里关系）——小便短赤、涩痛、尿血；苔黄、脉数——内火盛之征。

【治则方药】

"实则泻之"为原则。

治则：清心泻火。

方药：导赤散加黄连、栀子、连翘、玄参、麦冬等。

4. 心血瘀阻　指心的脉络由于某种因素，导致瘀阻不通的病理现象。

【临床证候】

特点：胸闷、心悸或心痛阵作，涉及肩背、面、唇等，甚至疼痛不安，指甲青紫、四肢冰冷，舌质暗红，或舌边瘀斑，苔浊（腻）脉涩。

分析：阳虚瘀阻，勉力搏动——心悸而痛；心阳不振——面、唇、指甲青紫、舌暗红或瘀斑、脉涩等；阳气通达不畅——四肢冰冷；痰湿瘀阻，阴遏胸阳——胸闷痛；痰湿上蒙——苔浊（腻）。

【病因病机】

心阳（气）不足，温运血脉失常。中焦阳虚，痰湿内生，痰浊内阻，胃络通心，致通行不畅。阳虚寒盛，寒邪内凝，血阻滞脉络。精神刺激，气机郁结导致血行障碍。

【治则方药】

治则：宣闭通阳，活血化瘀。

方药：瓜蒌薤白桂枝汤加川芎、三七、红花、桃仁、丹参等活血化瘀。

5. 痰迷心窍　即痰阻心窍，指痰浊（痰火）蒙蔽心窍而出现神志异常的病理现象，常见于精神分裂症、癫病、脑血管意外等。

【临床证候】

特点：神志痴呆、意识蒙胧、喉有痰声、舌强不语、苔黄、脉滑数。

分析：痰蒙心窍，心神不清——神志痴呆、意识蒙胧；痰浊上蒙，痰阻廉泉——喉有痰声、舌强不语、苔腻、脉滑；痰火上扰，神志受损——狂躁妄动、胡言乱语、哭笑无常等。

【病因病机】

本症多因精神刺激、思虑过度、气郁化火、煎炼津液成痰、痰瘀心窍,故表现神志异常之证候。火属阳、阳主动、痰火相搏、干扰心神,故表现痰火上扰之证候。

【治则方药】

(1) 涤痰开窍——导痰汤加减。

苔腻,脉滑,加用温开法——苏合香丸。

苔黄腻、脉滑数有力者,宜凉开法——至宝丹或安宫牛黄丸。

(2) 痰火甚者——清心降火,方以黄连温胆汤或礞石滚痰丸。

1) 化痰浊:制胆星、半夏、陈皮等。

2) 清痰热:胆南星、贝母、竹沥、天竺黄等。

3) 开窍:石菖蒲、郁金等。

6. 小肠辨证　　小肠有消化食物、分别清浊作用(小肠接受来自胃已初步消化的食物,分为精华和糟粕。精华部分由脾吸收,输送各部,而糟粕及水液从膀胱排出,浊物从大肠排出)。小肠的病变则腹泻或心移热于小肠,湿热下注膀胱,则尿痛、尿血。

(1) 小肠实热:指热(火)邪蕴结于小肠病变(多见于尿道感染、口腔溃疡)。

【临床证候】

分析:湿热蕴结小肠、气机不畅、耗伤津液,腑气不通则小腹胀痛,便秘。

热移膀胱(小肠与膀胱经脉相通),膀胱郁热——尿痛,热伤血络则尿血。火传心经——口舌生疮、心烦不寐。

实热之征——舌尖红,脉沉实。

【病因病机】

本证多因心移热于小肠,或小肠湿热蕴结,热邪下注膀胱所致。

【治则方药】

治则:清热利湿,清心降火。

方药:八正散或导赤散加金钱草、海金沙、石韦等。

(2) 小肠气痛:小肠为肝之分野(指肝的经脉络于外阴部,经过小腹分布两胁),小肠气痛与肝经气郁或寒邪凝滞有关。常见于肠痉挛、疝气等病证。

【临床证候】

特点:小腹绞痛、腹胀肠鸣、排气则舒或阴囊疝痛,苔白、脉弦。

分析:小肠气滞,不得宣通——腹胀肠鸣、排气后则气滞暂通、胀痛缓解,小肠下坠阴囊,则成疝气痛。

苔白为寒,脉弦为痛。

【病因病机】

本证由于情志不舒、肝气郁结或饮食不节、寒温不调,影响疏通之机,而致小肠气机郁结,不通则痛。

【治则方药】

治则:行气散结。

方药:桔核丸或乌药散(如台乌、川楝子、青皮、小茴香、荔子核、白芍等)。

(二)肝(胆)的证候

1. 肝(胆)的生理病理特点　肝胆位于胁部,生理功能为贮藏血液和调节血量,主疏泄、主筋,其华在爪,肝开窍于目。其病理表现主要为藏血、疏泄、主筋、开窍于目等功能的失职。

(1)肝藏血功能失常:肝藏血(阴),滋养本脏和全身内脏、筋脉维持正常活动等作用,且能抑制肝阳上亢。如肝藏血受障碍,或藏血(阴)不足,即产生肝不能藏血,而出现出血、衄血及妇女血崩等;如肝血(阴)不足而致血不养肝,则出现筋脉失其濡养等病理变化,如两目昏花,筋肉拘挛,屈伸不利,妇女经量减少,甚至闭经;肝阴(血)虚,不能抑制肝阳,致肝阳上亢,肝火上炎,肝风内动等。

(2)肝失疏泄(疏通、舒畅之意):"肝主疏泄",肝有调节气机,调节情志活动,调节分泌和排泄胆汁,协助脾胃运化功能,如肝的疏泄功能失常,主要表现在情志方面和消化方面的异常。

1)情志方面:情志活动是人的大脑对客观事物的反映,中医认为人的情志活动,除为心所主外(心藏神),与肝也有密切关系。如肝失疏泄,气机不调,气血不和,即产生肝气郁结,或肝郁化火等证候。

2)消化方面:肝的疏泄功能,既调畅气机,又协助脾胃的升降功能和胆汁的分泌排泄。如肝气横逆(胸胁胀痛,急躁易怒等肝郁之现象),则会出现嗳气恶心,腹胀肠鸣(胃气不降,脾气不升等)等症状。

(3)"肝用常有余""肝体常不足":肝气肝阳常有余,肝血肝阴常不足,由于肝的阳气(用)与肝的阴血(体)之间存在对立统一的关系,肝用太过必然消耗肝阴,而导致肝体不足,如果肝体不足,又常导致肝气郁结,肝阳上亢,甚至造成肝风内动。

2. 肝(胆)辨证

(1)肝气郁结:肝气郁结是肝失疏泄最常见的一种病理现象。

【临床证候】

特点:精神抑郁或急躁易怒、两胁胀痛、乳房胀痛、少腹胀痛、脉弦等。

分析:肝气郁结,致肝气升达无权——精神抑郁。

郁结太过,易化火(热)——急躁易怒。

肝气失其调达,肝经循行脉络气机失调,不通则痛——两胁胀痛、乳房胀痛、少腹胀痛。

肝气郁结——弦脉。

兼症恶心呕吐、泛酸、脘胀腹痛、肠鸣泄泻则为肝气横逆,胃气上逆,脾气不升所致。

喉中梗阻感(梅核气)、瘿瘤(甲状腺肿大)为肝气上逆与痰相搏。

经痛、闭经、乳房胀痛常为肝脉与冲脉相迁、肝气郁结、血量不足等引起。

气郁发展为血瘀,则成癥瘕。

【病因病机】

多因精神刺激或肝经湿热,影响肝气不能疏泄,经脉之气阻滞,不能舒畅调达。

【治则方药】

1) 疏肝理气——逍遥散加减。

2) 调和肝脾(胃)——紫芍六君汤加减。

3) 理气消痰——四七汤加减。

4) 活血行瘀——血症丸加减。

(2) 肝火上炎:指"肝经实火",属于实证范畴。可见于高血压,结膜炎,上消化道出血等疾患。

【临床证候】

特点:头痛耳鸣、面红目赤、急躁易怒、口苦、胸胁灼热、大便干结、小便短赤、苔黄、舌边红、脉弦数。

分析:火性炎上,上攻头目,上窜巅顶——头痛耳鸣、面红目赤。

肝胆郁热,扰及两胁,胆液上溢——胁部灼热、口苦等。

火热伤津,阴津亏损,大肠失津——大便干结、小便短赤等。

肝火内盛,火邪炽旺——舌质边红、苔黄、脉弦数。

兼症:火邪炽盛,影响肝藏血,易耗血、动血(出血)——咯血、吐血、月经不调(经量过多)。

【病因病机】

本证由于肝气郁结,郁久化火,或嗜酒厚味,湿热内生,湿热郁久化火,火热上炎,上攻头面部,火易耗津液,造成津液内亏,火邪伤络,脉络受伤,血液外溢,出现肝不藏血的病理现象。

【治则方药】

治则:清肝泻火。

方药:龙胆泻肝汤或当归龙荟丸,加夏枯草、菊花等药物。

兼出血者:配合凉血止血药,如生地、丹皮、白芍、茅根等。

1) 上消化道出血者:加侧柏叶、三七、白及粉、儿茶、仙鹤草等。

2) 支气管扩张出血者:加青黛、蛤壳粉、白及粉、川三七粉等。

(3) 肝阳上亢(亢者:害也,指过于旺盛之意):由于肾阴不足,不能滋养肝阴,或肝阴亏损,阴不制约于阳,则升动太过。可见于高血压病、更年期综合征等。

【临床证候】

特点：精神兴奋、易怒、头痛、眩晕、面色红、睡眠欠佳、心悸梦多、耳鸣、腰酸膝软、舌质偏红、脉弦带数。

分析：阴精不足，不能制阳，阳亢于上——头痛、眩晕、耳鸣、失眠等症。

肝肾阴虚，不能制心火，心阴虚、心火旺、心神不安、心不藏神——心悸梦多。

肾阴亏虚，不能充养腰骨——腰膝酸软。

阴虚火旺之象——舌质偏红、脉弦带数。

【病因病机】

素因肝肾阴虚、阴阳失调、情志所伤、郁而化火、内耗阴津、阴不制阳，致肝阳上亢为病。

【治则方药】

治则：滋阴平肝潜阳。

方药：天麻钩藤汤、杞菊地黄丸加减。

【临床运用】

1）肝阳上亢型高血压病，加钩藤、桑寄生、莲子心、黄芩、牡蛎等平肝泻火。

2）肝阳上亢型梅尼埃病，加钩藤、珍珠母、茺蔚子、陈皮、法半夏等平肝息风除痰药。

（4）肝风内动：指"内风"，其病变出现动摇、抽搐、眩晕等。《内经》中曰"诸风掉眩，皆属于肝"，可见于脑血管意外（中医称"中风"）。肝风内动3种原因的鉴别如表1所示。肝风内动等4个证型的病机示意图如图1。

表1　肝风内动3种原因的鉴别

证　　型	肝　风　内　动		
	热极生风	阳极化火	血虚生风
病　机	外感热病，或肝阳化火，热（火）盛生风	阴虚阳亢，无制于阳，肝阳升动，化火生风	肝阴（血）不足，筋失濡养，虚风内生
主　症	高热抽搐、角弓反张，舌红，脉数（实证）	突然昏倒、抽搐、口眼歪斜、偏瘫（正虚邪实）	肢麻肉颤、肢体挛急，手足蠕动（虚证）

【临床证候】

特点：手足震颤、四肢抽搐、口眼歪斜、偏瘫、舌强不语等，甚至昏迷、舌质红、苔黄、脉弦或弦数。

分析：热极火盛、消耗肝阴、而致使肝不养筋，肝风内动——手足震颤、四肢抽搐。

风火相煽、挟痰上扰、上蒙清窍——昏迷。

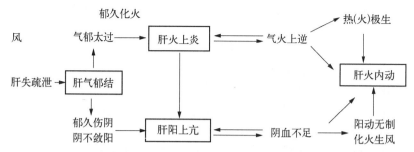

图1 肝气郁结、肝阳上亢、肝火上炎、肝火内动的病机示意图

风痰阻于脉络、气血流通不畅——口眼歪斜、偏瘫、舌强不语。

脉弦生肝、数属热(火),舌质红、苔黄为火热之象。

【治则方药】

治则:平肝息风,清热化痰开窍。

方药:羚羊钩藤汤、镇肝熄风汤等加减。

临床常用药:

平肝息风——钩藤、地龙、天麻、羚羊角、全蝎等。

育阴潜阳——白芍、阿胶、鳖甲、龟板、牡蛎等。

重镇潜阳——龙齿、磁石、石决明、珍珠母等。

清热——栀子、黄芩、黄连、板蓝根等。

化痰开窍——石菖蒲、郁金、川贝母、胆南星等。

(5)肝血不足(指肝血虚):可见于贫血、末梢神经炎、月经过少、闭经等。

【临床证候】

特点:头晕目眩、筋脉拘挛、肢体麻木、妇女月经量少、色淡,或经闭、舌质淡、脉沉细。

分析:肝血虚少,不能滋养肢体,血虚生风,筋脉失其所养——眩晕、筋脉拘挛、肢体麻木。

冲为血海,肝血不足,冲脉空虚——月经少或闭经。

【病因病机】

本证多因慢性病消耗阴血或出血之后引起肝血亏损,筋脉失养所致。

【治则方药】

治则:补肝血。

方药:四物汤加味。

(6)肝阴虚(指肝阴不足,多由血不供养):见于慢性肝炎、神经症、高血压病。

【临床证候】

特点:眩晕、头痛绵绵、失眠多梦、耳鸣耳聋、胁部隐痛,舌红少津苔少或无苔,脉弦细或细数。

分析：肝阴虚，阴虚不能制阳，虚阳上亢，上扰清窍——眩晕、头痛、失眠耳鸣等症。

阴（血）虚不能养经脉——胁部隐痛。

阴虚生内热——五心烦热、咽干而燥。

阴虚阳亢——舌红少津、脉弦细或细数。

阴津不足，不能养肝，筋脉失养——手足麻木或手足震颤。

【病因病机】

本证多因湿热久蕴或肝气郁结、化热化火、消耗肝阴，致肝阴不足。阴虚生内热，阴虚阳无所附，导致虚阳上亢，经脉失其阴津所养等。

【治则方药】

治则：滋肾水养肝阴。

方药：六味地黄丸、杞菊地黄丸、一贯煎等。

【临床运用】

常用于治疗高血压病（肝阴不足，虚阳上亢）、中心性视网膜炎（肝阴不足）、迁延型肝炎（肝阴不足兼有气滞）等。

（7）寒凝肝脉（又称寒滞肝脉）：指机体的某种部位因寒邪凝滞，出现气滞疼痛的病变。常见于慢性睾丸炎、附睾丸炎及疝气等。

【临床证候】

特点：小腹疼痛、牵引睾丸坠胀剧痛、舌苔白滑、脉沉弦或迟。

分析：肝的经络之脉受邪所侵，气机阻滞——小腹疼痛，引起睾丸坠胀剧痛。

舌苔白滑、脉沉弦或迟为寒性之征，弦主痛、迟为寒。

受寒加剧，得温则缓，寒属阴，得温则散。气机通畅，得寒收缩，则疼痛加剧。

【病因病机】

本证多因外感阴寒之邪，侵袭肝的经络，阴寒之性，具有收引的功能，故气的流通受阻，经脉痉挛，气机不畅，不通则痛也。

【治则方药】

治法：散寒温肝，理气止痛。

方药：暖肝煎，如小茴香、台乌、桔梗、青皮、肉桂、干姜、川楝子等。

（8）胆热（肝胆湿热）：胆附于肝，内藏胆汁，与肝相连。胆病多见胆汁上逆或外溢之征。常见于急慢性胆囊炎、黄疸病、妇女带下病。

【临床证候】

特点：右胁阵发性疼痛、口苦咽干、纳食减少、脘腹胀满，巩膜、皮肤、小便均发黄，带卜病、舌红、苔黄、脉弦数。

分析：气滞胆热，疏泄失司，不通则痛——右胁痛。

胆经郁热，胆汁上逆——口苦、咽干，或寒热往来。

胆汁分泌异常，肝气不畅，胃气不和——食少腹胀、恶心呕吐。

湿热郁蒸,发于皮肤——故见巩膜、皮肤、小便短黄。

热象之征——舌红苔黄、脉弦数。

【病因病机】

本证多因感受湿邪化热或情志不舒,肝胆郁热或嗜好饮酒,多食肥腻。酝酿成湿化热,致本脏疏泄功能异常,胆汁反而外溢于肌肤或湿热下注等。

【治则方药】

治则:清热利湿。

方药:茵陈蒿汤、龙胆泻肝汤等。

（三）脾（胃）的证候

1. 脾（胃）的生理病理特点

（1）脾（胃）的生理:脾主运化精微、水湿,胃主纳谷腐熟,其病变表现为纳（消化）运（吸收精微和排泄水湿）功能失常。

（2）脾（胃）为后天之本,为人体气血生化之源。如果脾胃虚弱,可形成气虚血少,卫外不足,元气衰弱,脾不统血,导致万病丛生,李东垣曰:"元气之充足,皆由脾胃之气无所伤,而后能滋养元气……则脾胃之气既伤,而元气亦不能充,而诸病之所由生也。"

（3）脾升则健,胃降则和,在病理变化时为升降功能失常,脾气（阳）不升,一者运化失权,不能为胃行其津液,因而生湿成痰,如水饮、水肿。二者脾气（阳）下陷,如腹胀、便泻（胃下垂,子宫下垂,慢性消化性疾病）,胃气不降,反而上逆者,则恶心呕吐。

（4）脾喜燥而恶湿,胃喜润而恶燥。脾病多为气（阳）虚湿困（所谓虚则太阴）;胃病多实证挟湿（所谓实则阳明）。

2. 脾（胃）的辨证

（1）脾气虚弱（脾气不足）:指运化无力,常见于消化不良,胃肠功能紊乱、胃溃疡、慢性胃炎等。

【临床证候】

特点:食欲不振,纳呆、脘腹疼痛,痛则喜按,大便溏泄,面色无华、神疲、四肢乏力,气短,舌淡苔白,脉缓或弱。

分析:脾气不健,运化失司——食欲不振、纳呆、脘腹疼痛、痛则喜按。脾（胃）功能障碍,气血生化不足,气虚血少——神疲、气短,四肢乏力,舌淡苔白、脉缓或弱。

【病因病机】

本证多因日常饮食失常,或情志思欲、劳倦过度,或慢性疾病损伤脾气,致脾气不足。

【治则方药】

治则：益气健脾。

方药：四君子汤、小建中汤、香砂六君丸等加减。

【临床运用】

1）消化不良（脾胃气虚），纳食欠佳，纳呆、嗳气者以四君子汤加陈皮、鸡内金、枳壳。

2）胃肠功能紊乱（脾气虚）、脘腹胀满、大便溏泄：以参苓白术散加减。

3）胃溃疡病（脾胃气虚），脘腹疼痛，痛则喜按，用党参、白术、苍术、陈皮、木香、砂仁、风褪、黄连、厚朴。嗳气、反酸加煅牡蛎、海螵蛸等。痛甚加甘松、良姜。

4）气虚血少者用党参、黄芪、当归、茯神、龙眼肉、五味子、大枣等。

（2）脾阳虚弱：系脾气虚弱的基础上发展而来，常见于慢性肠炎、营养不良性水肿、胃及十二指肠溃疡病、白带过多、慢性肾炎肾变性期（水肿）。

【临床证候】

特点：形寒怕冷、肢体浮肿、口吐清水、脘腹隐痛、喜温喜按、下利清谷、白带清稀而多舌淡胖、边齿印、苔白厚腻、脉沉弱。

分析：脾阳虚，阳虚生外寒，阳气不达四肢——见形寒怕冷、四肢不温。

阳虚生寒，寒凝气滞，不通则痛——故胃脘疼痛、喜温喜按、遇寒则痛甚。

脾阴虚，运化失司，精微不化——下利清谷。

阳虚水湿不运，外溢于肌肤——肢体浮肿。

中阳虚弱，运化失权，带脉受损———白带清稀而多。

阳虚寒饮上泛——口吐清水而频频发作也。

阳气虚弱——舌淡而胖、边齿印、脉沉弱。

水气内停——苔白厚腻。

【病因病机】

本证多因饮食失调，过食生冷瓜果，水湿伤脾或其他慢性病损伤脾阳，以致脾阳虚弱，阳虚生内寒，造成阳气不达四肢，寒凝气滞，阳虚不化水湿，外溢则肢肿，上泛则吐清水，下注则白带增多。

【治则方药】

治则：温中散寒或温中健脾行水。

方药：附子理中汤、小建中汤、实脾饮等方。

【临床运用】

1）胃疡病（脾阳虚）：以附子理中汤加煅瓦楞、煅牡蛎。

2）慢性肠炎（脾阳虚）：以附子理中汤加赤石脂、补骨脂等。

3）营养性水肿（脾阳虚）：以附子理中汤加黄芪、猪苓、赤小豆等。

4）慢性肾炎（水肿期）：以实脾饮等方加党参、黄芪。

5）白带病：以参苓白术汤、完带汤为主方加减。

（3）脾气下陷：多在脾气不足、脾阳虚弱的基础上进一步发展，见于内脏下垂（胃下垂、子宫下垂、脱肛等）。

【临床证候】

特点：消瘦面色萎黄、语言低微、气短乏力、动则气促、泄利清谷、久泻脱肛、胃下垂、子宫下垂（阴挺）等内脏下垂，舌淡、脉细弱。

分析：脾虚精微不升，清气下陷——泄利清谷、久泻。升举无权，中气下陷——内脏下垂、脱肛、子宫下垂。中气不足，肺气亦虚——语言低微、气短乏力、动则气促。精微不化、气血不生、周身失养——四肢消瘦、神疲、面色萎黄、舌淡、脉细弱。

【病因病机】

本证多因脾气虚弱、脾阳不振、全身性衰弱疾患进一步发展。由于脾气虚弱，清气不升，精微不布，升举无权而导致内脏下垂等。

【治则方药】

治则：升提补气。

方药：补中益气汤（丸）。

【临床运用】

1）胃下垂者：补中益气汤加枳壳、鸡内金，配合针灸或中西医结合治疗。

2）久泻者：原方加诃子肉、补骨脂、罂粟壳。

（4）脾气不统血：多见于功能性子宫出血、紫癜、胃及十二指肠溃疡出血。

特点：① 有气虚见症；② 无热象，出现慢性出血；③ 血色淡而暗红。

食欲不振、面色萎黄、神疲乏力、眩晕、气短、便血、崩漏、皮下出血、舌淡、脉细弱。

分析：脾气虚弱，气虚血少，肺气亦微——纳减、面色萎黄、神疲乏力、头晕气短、舌淡、脉细弱。脾气虚弱，不能摄血——便血。冲任受损，脾虚日久，气虚不摄血——崩漏。脾主肌肉，血赖气护，气虚不摄，血外溢于肌肉——皮下出血。

【病因病机】

本证多由脾气虚弱（脾为气血生化之源，气为血帅，血的运行有赖于气的推动）气虚不能摄血，血液外溢，导致出血症。

【治则方药】

治则：补脾益气，摄血止血。

方药：归脾汤、黄土汤加减。如黄芪、党参、龙眼肉、炙甘草、当归、茯神、大枣补脾摄血。

灶心土、炮姜温脾。

白及、阿胶（阿胶珠）、血余炭、蒲黄炭、仙鹤草、紫珠草、地榆炭止血。

（5）脾虚湿困（指脾虚内湿阻滞）：见于慢性胃肠炎、慢性痢疾、水肿、脚气病、白带病等。

【临床证候】

特点：饮食减少、胃脘胀满、肠鸣频作、恶心呕吐、口淡或黏、头重如裹、肢体困倦、浮肿、白带多、舌苔厚腻、脉缓。

分析：脾受湿困，运化功能障碍——饮食减少、胃脘胀满、肠鸣频作。湿困不运，升降失司，清阳不升——水泻。湿困不运，升降失司，浊阴上逆——恶心呕吐。脾主四肢，湿郁肌表，湿为阴邪——肢体困倦，活动不灵。湿困于内，精阳不升——头重如裹。湿邪下注——白带清稀而多，脚气病（湿重）。湿为黏腻之邪、脾虚湿重——口淡或黏、苔厚腻、脉缓。

【病因病机】

本证多因淋雨受寒、多食生冷、水中作业或住处潮湿等导致寒湿之邪内侵，寒湿均为阴邪，阴邪内侵伤脾，脾阳受阴邪所困气机不畅、脾运失常。

【治则方药】

治则：健脾运湿。

方药：四君子汤、五苓散加减。

【临床运用】

1）恶心呕吐重者：加藿香梗、苏梗、姜半夏、竹茹、陈皮等。

2）头重如裹，肢体困倦：加羌活、佩兰、防己等。

3）白带多者：加鸡冠花、薏苡仁、椿根、牡蛎等。

（6）脾蕴湿热（指湿热内蕴脾胃）：常见于黄疸型肝炎、急性胆囊炎、胆石症。

【临床证候】

特点：皮肤面目黄如橘子色、发热口干、恶心呕吐、饮食减少、厌食油腻、胸脘胀满、肤痒、口苦、尿黄、舌苔黄腻、质红。

分析：湿热郁阻肝胆，肝失疏泄，胆汁不循常道——外溢——肤黄如橘子色。湿热下注膀胱，下溢——尿黄，上蒸——口苦、目黄、苔黄腻。肝失疏泄，气机郁结——胁肋疼痛。湿热侵于肌肤——身痒。湿热内阻，脾胃气滞，升降失司，运化呆滞——厌食油腻。脾气阻滞——脘腹胀满纳少。浊气上逆——恶心呕吐。

【病因病机】

本证由于外感湿热之邪或过食生冷之品，劳累过度，伤及脾胃，湿热内蕴所致。

【治则方药】

治则：清热利湿。

方药：茵陈蒿汤。

【临床运用】

1）急性黄疸型肝炎（脾蕴湿热型）——原方加马蹄金、风褪、板蓝根、大青叶、败酱草等。

2）急性胆囊炎——原方加金钱草、郁金、枳壳、鸡内金、川楝子、延胡索等。

（7）胃火炽盛（形容胃热较盛）：见于胃炎、糖尿病、齿龈炎等。

【临床证候】

特点：齿龈肿痛、溃疡口臭、烦渴多饮、多食引饮、大便秘结、尿黄、胃脘灼痛、吞酸、嘈杂、苔黄厚而燥、脉滑数。

分析：火性上炎，迫血妄行——吐血、衄血。

胃中实热（火）循经上炎——齿龈肿痛、溃疡、口臭等。

胃火盛、耗伤胃阴——口渴欲冷饮。

火邪消谷——多食易饥。

热（火）伤津——大便秘结。

胃中火郁，气机不畅——胃脘灼热、吞酸、嘈杂。

【病因病机】

本病由于素食辛辣肥腻食物，积累日久，化热生火，或肝气不舒，郁结化火，侵犯胃腑，以致胃火炽盛、耗伤津液、胃中火热之气上炎所致。

【治则方药】

治则：清胃泻火。

方药：玉女煎、调胃承气汤加减。

【临床运用】

1）胃火盛——用石膏、知母、栀子、黄芩等。

口渴舌干：加石斛、天花粉、生地、石仙桃等。

便秘：加大黄、枳实等。

2）胃阴不足——养阴益胃用石斛、麦冬、沙参、莲子肉、梨汁、甘蔗汁等。

（8）食滞胃脘（胃脘食积）：常见于消化不良。

【临床证候】

特点：脘腹胀，不思饮食，嗳腐吞酸，矢气酸臭，大便不爽或便秘，舌苔黄腻，脉滑。

分析：食积于胃，腑气不通——脘腹痛、大便不畅。脾失健运——不思饮食、苔黄腻、脉滑。食积化腐，浊气上逆——嗳腐吐酸。浊气下走大肠——矢气酸臭。

【病因病机】

本证由于劳累太过，饮食不节，或暴饮暴食导致食滞胃腑。《内经》曰："饮食自倍，脾胃乃伤气。"

【治则方药】

治则：消食导滞。

方药：保和丸、枳实导滞丸加减。

鸡内金、麦芽、谷芽、炒莱菔子、山楂、枳实、木香、陈皮、川连、风褪等药可随症加减。

（9）胃寒停饮（指胃阳虚、胃有寒气）：见于幽门梗阻、胃扩张、慢性胃炎、溃疡病。

【临床证候】

特点：胃脘疼痛、得热则舒、受寒加重、纳呆、口淡、脘中振水音、腹胀、肠鸣辘辘、呕吐清水,痰涎,苔白滑,脉细迟。

分析:寒侵中焦,寒性凝滞,胃气不畅——胃脘疼痛,得热则舒,受寒则甚。寒伤胃阳,熟谷失权——纳呆、口淡。胃阳不振,寒饮内停,胃气不降,饮留于胃——脘腹痛,振水音。水饮留胃,饮邪下流于肠,饮留肠道——腹胀,肠鸣辘辘。胃阳不振,寒凝于胃,饮邪上逆——呕吐清水、痰涎。

【病因病机】

本证由于饮食生冷之品,寒邪内侵、胃阳不振、寒凝于胃、寒停中焦、胃气不降、水湿留于肠口,故导致证候发生。

【治则方药】

治则:温胃散寒。

方药:桂附理中汤(如良姜、干姜、木香、附子、桂枝、砂仁等)。

(10)胃阴不足:见于慢性胃炎或热性病后期或重病晚期。

【临床证候】

特点:口燥唇干、纳减、食后作胀、干呕呃逆、大便干结、舌红少津或光绛、脉细数。

分析:胃失滋润,不能主纳——纳减、食则作胀。胃失和降——干呕呃逆。津液不足上承——口唇干燥、舌红少津或光绛。津液不足,不能下降——大便干燥。阴虚内热——脉细数。

【病因病机】

本证多因病久津液消耗过多或热病后期阴液亏耗,导致胃阴亏损所表现的证候。

【治则方药】

法则:滋养胃阴。

方药:增液汤、叶氏养胃汤加减,如沙参、生地、麦冬、石斛、扁豆、玄参、莲肉、乌梅、火麻仁等。

(四) 肺(大肠)的证候

1. 肺(大肠)的生理病理特点

(1)肺主气,司呼吸,肺气有宣散和肃降的功能,一宣一降,肺气就能出能入,气道通畅呼吸均匀。如果肺气的宣散、肃降功能发生障碍,导致"肺气不宣"和"肺失肃降"等病理变化,则表现为咳嗽、气急、喘促及胸胁胀满等症状。

(2)《内经》曰:"真气者,所受于天,与谷气并而充身者也,提示真气的来源一方面是从肺吸入自然界的空气;另一方面来自脾吸收的精微(营养物质),此两者与肾中的精气相结合,组成人体的真气,以充养全身。"故有"肺主一身之气"和"诸气者,皆属于肺"。如果肺气虚,导致呼吸功能减弱,则会影响真气的生成,导致全身性的气虚,如体倦乏力,气短、自汗等症。

(3)"肺为水之上源"有调节水液代谢之功能:一能宣发滋养润泽全身;二能肃降,使水液下归于肾,多余的部分由膀胱排出。因此,当外邪袭肺,阻碍肺气肃降,通调水道功能发生障碍,出现风水证,如水肿、小便不利或尿少等。

(4)肺上连气道,开窍于鼻,外合皮毛,为人体卫外的第一屏障,任何病邪均能导致肺气不宣,肺失肃降,如感冒、咳嗽等。

(5)肺主声音,如肺气不足或邪闭于肺或肺失滋润,皆能使声音产生病理改变(金实不鸣、金破不鸣),肺恶燥,喜润,如燥热犯肺,可出现肺燥阴伤之证。

(6)大肠为"传导之府",有传送糟粕的作用,大肠有病导致传导失常,大肠虚则不能吸收水分,出现肠鸣,便泻。大肠实热,热耗肠津,则大便秘结。

(7)肺与大肠有经脉互为络属,如肺失肃降,则津液不能下达,故大便困难。肺部痰热壅盛,可用通肠泻下法,以达泻肺热,下痰壅的目的。

2. 肺(大肠)的辨证

(1)肺气虚:指肺主气的功能不足,常见于慢性支气管炎、肺结核等。

【临床证候】

特点:咳嗽、气短、喘咳无力,动则尤甚,痰多清稀,声音低弱、多汗、易感冒,舌质淡嫩、苔薄白、脉虚或弱。

分析:肺气不足,呼吸功能减弱——喘咳无力、咳而气短、动则尤甚。气不足则生痰——痰多清稀。气虚不主声——声音低弱。气虚卫外不固(肺合皮毛)——多汗、易感冒。肺气不足——舌质淡嫩,脉虚弱。

【病因病机】

本证由于感受外邪,肺清肃功能改变,日久损伤肺气,肺气虚弱,不能散布津液,导致咳、痰、喘等症也。

【治则方药】

治则:益气除痰。

方药:补肺汤(党参、黄芪、五味子、熟地、紫菀、桑白皮)或保元汤,生脉散加减。

【临床运用】

1)咳痰白多以补肺汤去熟地,加法半夏、白术、茯苓、陈皮、海浮石等。

2)呼吸困难:加艾灸腹中穴位。

3)肺气虚兼血瘀:在益气除痰的基础上加三棱、莪术、赤芍等活血去瘀药。

4)动则气喘(呼多吸少)的肾不纳气:加沉香、蛤蚧、补骨脂、胡桃肉等补肾纳气药。

(2)肺阴虚(指肺阴亏虚而出现燥火病变):常见于肺结核、慢性咽喉炎、支气管扩张等。

【临床证候】

特点:干咳痰少、气短声哑、痰中带血(或咯血),口干咽燥,五心烦热、颧红、盗汗,舌红少苔、脉细数。

分析:肺阴亏损,肺失滋润,失其清肃功能——干咳、气短、痰少、声哑。

肺阴虚,阴虚则燥热(火)内生——五心烦热、颧红、舌红少苔、脉细数。

阴虚内热(火)迫津液外出——盗汗。

阴虚内热(火)伤肺络——咯血、痰中带血。

阴虚内热(火)伤津液、不能上布——咽燥口干。

【病因病机】

本证多因外邪(风寒郁久、风热、燥热)犯肺,邪热恋肺或肺脏内伤日久,以致肺阴耗损,津液不足,肺不滋润,清肃无权、阴津亏虚,不能制阳(火),虚火(热)内生,火(热)伤其肺络等发病。

【治则方药】

法则:滋阴润肺。

方药:百合固金汤加减。

【临床运用】

1) 低热(虚火内生)加地骨皮、银柴胡、青蒿等以清虚热。

2) 支气管扩张(肺阴虚、热伤肺络)用百部、白及、五味子、海浮石、枳壳、仙鹤草、百合等。

(3) 肺寒咳喘(风寒束肺):常见于急慢性支气管炎、支气管哮喘等。

【临床证候】

特点:寒重热轻、身重、无汗、痰白清稀、咳喘胸闷、呼吸急促,苔白滑、脉浮紧。

分析:寒邪客肺,营卫失调——寒重热轻、身痛无汗、脉浮紧。

肺气闭郁,失其宣散,反而上逆——咳喘胸闷,呼吸急促。

肺气失宣,津化为痰——痰白清稀而多。

寒邪的征象——苔白滑、脉浮紧。

【病因病机】

本证多因复感外寒,寒邪犯肺,营卫失调,肺气失宣,肃降无权,肺气闭郁,反而上逆发病。

【治则方药】

治则:温肺散寒,止咳平喘。

方药:小青龙汤、射干麻黄汤、三拗汤、杏苏散等。

【临床运用】

1) 寒重身痛无汗——紫苏、荆芥、防风以散表寒。

2) 咳嗽、痰白清稀——用麻黄、杏仁、前胡、桔梗等宣肺气。

3) 痰多而稀、喘息咳嗽——用细辛、干姜、五味子等温肺化寒饮。

4) 喘促加重——用苏子、莱菔子、麻黄、沉香、地龙等平喘。

(4) 肺热咳喘(风热犯肺):常见于急性支气管炎、肺炎、支气管扩张继发感染、肺脓疡等。

【临床证候】

特点：咳喘气粗、鼻煽、咳痰黄稠、咳脓臭痰、胸痛、咽喉肿痛、高热口渴、便秘尿赤、舌质红、苔黄燥、脉滑数。

分析：热邪蕴肺、熬津成痰、痰热互结，阻于气道肺失清肃——咳喘、气粗鼻煽，痰黄枯稠。

热壅咽喉——咽喉肿痛。

热邪伤津——口渴、便秘、尿赤。

痰阻肺络、血肉腐败成脓——咳脓臭痰。

实热蕴肺——高热。

实热之征——舌质红，苔黄燥，脉来滑数。

【病因病机】

本证多因外邪(风温、燥邪、寒郁化火)，蕴结于肺或火热熬津为痰，痰热蕴结于肺，导致肺失清肃，热壅肺络。"炽热不散，血败成脓。"

【治则方药】

治则：清热化痰，止咳平喘。

方药：苇茎汤、麻杏石甘汤等。

【临床运用】

1) 肺热，口渴欲饮，高热等——以桑白皮、黄苏、鱼腥草、金银花、板蓝根、败酱草等清肺热。

2) 咳嗽甚者——以浙贝母、杏仁、桔梗、瓜蒌等化热痰。

3) 哮喘甚者——以麻黄、杏仁、白前、葶苈子、苏子等定喘。

4) 咳脓臭痰——苇茎汤加败酱草、浙贝母、蒲公英、鱼腥草、赤芍等除痰排脓。

(5) 痰浊阻肺：指气虚津化为痰饮，脾虚湿痰的病变，常见于慢性支气管炎、喘息型支气管炎、渗出性胸膜炎。

【临床证候】

特点：

1) 痰湿——痰多易咯出，痰白而黏，胸闷，喘咳痰鸣，不能平卧。

2) 痰饮(寒痰)——胸胁胀满、疼痛、咳嗽加剧、痰白稀薄、泡沫样、怕冷肢冷、苔腻、脉滑。

分析：

1) 痰湿——肺有痰湿——痰多白黏，易于咯出。

痰阻气道，肺气壅滞——胸闷。

痰搏气道——痰鸣。

痰湿阻肺，阻塞气道，宣降不利——喘咳不能平卧。

2) 痰饮——肺气虚，卫气不固——自汗怕冷。

寒痰之性——痰白稀薄、泡沫样。

饮邪阻肺,留于胸胁,阻滞肺络——胸胁疼痛、咳嗽加剧。

【病因病机】

本证多因咳喘久延、时愈时发,导致肺气不足,宣散津液失权,聚为痰饮。饮邪阻肺,水饮留于胸胁,肺络阻滞或平素脾气不足,运化失权,湿聚生痰,痰湿阻于气道,故见诸证。

【治则方药】

治则:泻肺逐痰。

方药:葶苈大枣泻肺汤、三子养亲汤、苏子降气汤等加减。

【临床运用】

1) 痰湿偏重——加重半夏、陈皮、厚朴等燥湿化痰。

2) 寒饮偏重——加重细辛、五味子、干姜等温肺散寒。

(6) 大肠湿热:指湿热蕴结大肠,导致其传导功能障碍,常见急性肠炎、急性细菌性痢疾,阿米巴痢疾等病。

【临床证候】

特点:发热、腹痛、腹泻、里急后重、下痢赤白、脓血便、肛门灼热,苔黄腻、脉滑数。甚者:四肢抽搐、烦躁神昏等。

分析:湿蕴热结,郁久化火——高热。

湿热积滞,大肠传导失职,湿热下注肠道——腹泻(暴注下迫)、肛门灼热、小便短赤。

热迫气滞,腑气不降——腹痛,里急后重,频频登厕。

热伤于气——大便以白黏液为主。

热伤于血——大便以红(血便)为主。

湿热伤及气血,气血凝滞与湿热肠垢相搏结(热伤血络)——大便为脓血样。

热极生风——四肢抽搐(中毒性症状)。

湿热内盛,毒邪攻心——烦躁神昏(中毒性痢疾)。

湿热化毒,毒闭于里——腹胀便秘、呕吐(中毒性肠麻痹)。

苔黄腻(湿热之证)、脉滑(湿)数(热)。

【病因病机】

本证多因饮食不洁或外感暑湿内毒之邪,内侵肠道,湿热蕴结大肠,导致传导功能障碍。

【治则方药】

治则:清热利湿,调和气机。

方药:白头翁汤、葛根黄芩黄连汤。

【临床运用】

1) 阿米巴痢疾——用鸦旦子数粒,装入胶囊吞服。

2）湿热盛者——以马蹄金、马齿苋、白头翁、黄芩、黄柏、秦皮等清利湿热。

3）腹痛——以枳壳、风裉、木香、川连、厚朴等消风理气。

4）大便脓血或赤白痢——以赤芍、白芍、丹皮等活血。

5）四肢抽搐、烦躁神昏——以羚羊、钩藤、白芍、金银花、连翘配合至宝丹等凉肝息风、清热解毒、开窍安神。

（7）大肠实热（指实热闭结于火肠）：常见于肠梗阻等。

【临床证候】

特点：腹部胀痛拒按、呕吐、大便秘结、小便短赤、苔黄燥、脉沉弦或滑数。

分析：热结肠道，气机闭结——腹胀痛拒按。

腑气闭阻，升降失司——呕吐、便秘。

邪热内盛，热伤津液——高热、烦渴、尿黄、苔黄燥、脉滑数或沉实。

【病因病机】

本证多因食滞、虫积、梗阻等，郁久化热、传导功能失司、气机闭结，热结肠道，胃气不降，导致胀、痛、呕、闭（大便秘结）等证候。

【治则方药】

治则：清热通下。

方药：大承气汤、小承气汤加减。

如高热、烦躁、神昏者：加金银花、连翘、蒲公英、至宝丹等清热安神开窍。

（五）肾（膀胱）的证候

1. 肾的生理病理特点　肾为先天之本，是人体维持生命活动的主要器官之一。前人把肾称为"先天"，说明肾为发育生殖之源，如婴儿出生之后，出现五迟（站立、行走、长发、生齿、说话）、五软（头项、口、手、足、肌肉均痿软无力等）都认为和"先天"，肾虚（不足）有关。其主要功能是藏精、充骨髓、开窍于耳，其华在发，主管水液等，与膀胱相互表里。肾内藏元阴、元阳（亦称肾阴、肾阳）。

（1）肾阴的作用：肾阴包括肾精和津液，又称元阴，真阴。主要功能是补益脑髓，主生育，助肾阳（肾气）发挥作用，有抑制肾阳（命门之火）偏亢，如果由于禀赋不足久病失养，或房劳过度耗散精液，致肾阴不足。由于肾精不足，不能主骨生髓，则筋骨失充不健，髓虚不充于脑，脑海空虚，则脑力活动减退而致神经衰弱，肾精不足则生育衰退。肾阴虚的病理特点还有阴虚内热自生的现象，临床常见虚热等证候。

（2）肾阳的作用：肾阳包括肾气、命门，又称元阳，真阳，主要功能是调节和蒸化全身气液，助脾气生化水谷精微，助肺气之出纳，主生育，为脏腑阳气的来源。若肾阳发生病变，则出现肾阳功能不足，如命门火衰，肾气虚弱等，其表现人体各组织器官的机能衰退水液气化功能障碍，脾胃生化水谷精微功能的紊乱，生育的功能障碍，肺气出纳升降功能失常。

2. 肾病的证候　以虚证为多,只宜固藏,不宜耗泄(肾病多虚,久病伤肾),可分为阳虚、阴虚两大类:如肾阳虚(命门火衰),肾气不固,肾不纳气,肾虚水泛,以及肾阴虚等。这与现代医学的生殖、泌尿、神经、内分泌系统疾病类似。

3. 肾(膀胱)的辨证

(1) 肾阳虚(命门火衰)

1) 肾阳虚衰(指肾功能不足):可见于全身衰弱,慢性结肠炎,神经症,肾上腺皮质功能减退,甲状腺功能减退等。

【临床证候】

特点:形寒怕冷,手足不温,面色㿠白,或黧黑无华,腰酸腿软,男子阳痿、早泄,女子宫冷不孕或带下清稀,或精神不振,尿频色清,或尿少浮肿,食少便溏,五更泄泻,舌质淡而胖。苔白滑,脉沉迟,或两尺无力。

分析:形寒怕冷、手足,不温——肾阳虚、全身阳气衰减,产热不足,不能温煦肢体。面色㿠白,或黧黑无华——肾阳虚不能外达于面,而呈现肾的本色。

腰酸膝软——腰为肾之府,膝为筋之主,精气不足肾阳虚弱、筋脉失养所致。

男子阳痿或精寒不育,性欲减退——肾阳不足,命门火衰,振奋无力,功能虚损。

女子宫冷不孕或带下清稀——肾阳不足,阳虚则寒盛,宫寒不孕,肾阳虚弱,固摄失权。

滑精早泄——男子精关不固。

尿频——肾阳(气)虚,失其制约,调节水液失常。

尿少浮肿——阳虚不能气化水湿,水邪外溢肌肤。

食少便清——肾阳虚,产热不足,不能温脾,脾虚失运。

五更泄泻——命门火衰不能固摄。

舌质淡,脉沉细——为阳气不足之象。

【病因病机】

本证多因禀赋不足,或年老久病或房劳过度损伤肾阳,或水湿久留,伤其肾阳,或其他脏腑之阳先虚,影响肾阳亦虚,或见肾阴耗伤,阴损及阳等,导致肾阳虚衰,产热不足等病理现象。

【治则方药】

治则:温补肾阳。

方药:金匮肾气丸、右归饮等。

2) 肾气不固,则收摄无力:可见于慢性肾炎、神经衰弱、尿崩症,小儿遗尿症等。

【临床证候】

特点:小便频数色清,或失禁或尿后余淋,夜尿多,遗精早泄,头晕、腰膝酸软、舌质淡苔白、脉沉细。

分析：肾气虚损，失其固摄，膀胱制约失权——尿频、尿多、尿后余淋、遗尿失禁。

肾气不足，影响藏精，精关不固——遗精早泄。

肾气虚，不能主骨、生髓、养脑——头晕腰酸等。

【病因病机】

本证多因久病或年老体虚，或先天不足，或劳损过度，导致肾气消耗，封藏固摄无权等引起。

【治则方药】

治则：固摄肾气。

方药：金锁固精丸、缩泉丸。

3) 肾不纳气（指肾虚多有纳气困难的特点，如气喘——呼多吸少）：可见于慢性支气管炎并发肺气肿，肺源性心脏病等。

【临床证候】

特点：气喘、动则尤甚，汗出肢冷，时而痰鸣，小便随咳而出，神疲，舌淡苔黄，脉沉细弱。

分析：肾主纳气，肾虚则气不归纳——喘促。

肾气已耗，动则更加耗气——动则喘甚。

肾气虚，阳气衰，而卫外不固——汗出肢冷。

肾肺两虚，气机不宜，反而上逆——咳逆痰鸣。

肾司二阴，肾气虚弱，不能固摄——咳则小便自流。

【病因病机】

本证多因肺病日久，劳伤过度，损伤肾气，致使气不归元，肾失摄纳所致。《内经》曰："肺为气之主，肾为气之根。"肺虽主呼吸，肾有摄纳肺气的作用。因肾虚摄纳肺气的功能失权，导致疾病发生。

【治则方药】

治则：补肾纳气。

方药：金匮肾气丸、人参蛤蚧散。

4) 肾虚水泛（指肾阳虚的病理现象，如水肿病）：可见于慢性肾炎肾变性期，心源性水肿等。

【临床证候】

特点：全身水肿，腰以下尤甚，尿少，腹水胀满，阴囊肿大，心悸，喘促痰鸣，腰膝酸痛，舌淡体胖，苔白滑，脉沉细或沉滑。

分析：肾阳虚弱，不能温化水湿，水邪溢于肌肤，其性下流——故周身浮肿，腰以下肿胀。

阳气不足，气化失司，水湿停于腹部——则腹部胀满。

水邪上逆，遏抑心气——则心悸气促。

水泛为痰，肺气肃降失司，肺气上逆——痰鸣气喘。

阳虚生寒，腰为肾之府——故肢冷，腰膝酸痛。

阳虚湿盛——舌质淡胖，脉沉细。

【病因病机】

本证多因素体虚弱，水邪久留，失于调摄，肾阳亏耗或脾病及肾，肾阳虚损，不能温化水液，水邪泛滥所引起的疾患。

【治则方药】

治则：温阳行水。

方药：真武汤、济生肾气丸。

（2）肾阴虚（指肾水不足或肾精亏损）：可见于慢性肾盂肾炎，神经衰弱，肺结核、糖尿病等疾患。

【临床证候】

特点：头晕目眩，耳鸣健忘、少寐、视力减退，腰酸膝软，牙齿松动或疼痛、梦遗、咽干口燥、盗汗、五心烦热，甚则下半夜口干、舌红、少苔、脉细数。

分析：肾精消耗，精血不足，骨髓不充，髓海空虚——头晕目眩、耳鸣健忘、腰酸膝软。

肾主骨，齿为骨之余。肾阴虚，虚火内生，阴虚火动——齿松动或疼痛。阴虚相火亢盛，虚火内迫——梦遗早泄。

阴虚生虚火（热）——咽干、盗汗、五心烦热，则入夜口干。

【病因病机】

本证多因茶、酒成癖，湿热内蕴，消耗阴液，或房劳过度，拟伤肾精或肺病及肾，肾阴亦亏，导致肾阴不足之疾。

【治则方药】

治则：滋阴清热。

方药：六味地黄丸、知柏八味丸、左归丸。

（3）膀胱的生理病理：膀胱的生理贮藏和排泄尿液。其病变主要是小便异常：如小便频数或小便失禁等，与肾相互表里，其证候表现多为实证。

膀胱湿热（属为下焦湿热）可见泌尿系统感染、泌尿道结石，急性前列腺炎，血尿等。

【临床证候】

特点：身热、尿频尿急尿痛、尿色浑浊或尿血或尿出砂石，小腹胀满、舌苔黄腻、脉滑数。

分析：湿热蕴结膀胱，影响膀胱气化，致气化障碍，尿道不利——出现尿急、尿频、尿痛。

湿热积聚，遂成砂石，阻塞尿道，气机不通——小腹胀痛。

热结不散，伤其脉络，血络受损——尿血。

湿热之邪下注——尿色混浊。

湿热蕴结——苔黄腻,脉滑数。

【病因病机】

本证多因饮食不节,生冷瓜果,湿从内生,湿郁化热或外感湿热之邪,致膀胱湿热蕴结,造成气化功能障碍。

【治则方药】

治则:清热利湿通淋,凉血止血。

方药:八正散、小蓟饮子。

四 内脏相关辨证

内脏相关辨证,亦称脏腑兼症。脏腑之间的生理存在密切关系,因而在病理上可以互相影响,如某一脏腑之病变。影响其他内脏也发生一定病理改变出现了临床证候,因此在临床上常常可以看到两个或两个以上的内脏同时或相继出现病变。如心脾两虚,肝脾不和,心肾不交等。

(一) 心脾两虚

心脾两虚是指心血虚,脾气不足的兼症。多见于神经症、贫血、胃十二指肠溃疡,器质性心脏病等。

1. 症状　心悸健忘、失眠多梦,面色萎黄、食欲不振、腹胀便溏、倦怠无力、舌质淡、脉沉细无力。

2. 病因病机　本证多因病后失调,或慢性出血,或思虑过度,耗伤心血,心血虚弱。不能养神,神不守舍,故见于心悸、健忘,失眠多梦。

心主血,其华在面,开窍于舌,心血不足则面色萎黄、舌淡等。

神衰则脾不运,或饮食不节,致脾失健运,故食欲不振、腹胀便溏、倦怠无力等症。

3. 治则　补益心脾。

4. 方药　归脾汤加减。

(二) 肝脾不和

肝脾不和指肝气横逆,侵犯于脾(胃),亦就是肝旺脾虚,多见于胃肠神经症,慢性肠炎,慢性肝炎,月经不调等。

1. 症状　两胁胀痛,精神抑郁,性情急躁,不思饮食,腹胀便溏,嗳气吞酸,月经失调,苔白腻,脉弦。

2. 病因病机　本证由于情志不畅,郁怒伤肝,肝的疏泄功能失调影响脾的运化功能(肝脾不和),胃气失和,不能下降(肝气犯胃)。

3. 治则　疏肝健脾。

4. 方药　逍遥散或痛泻要方——疏肝健脾(肝脾不和)。柴平汤——疏肝和胃(肝气犯胃)。

(三) 肺脾两虚

肺脾两虚是指主气及运化功能减退,多见于慢性支气管炎肺气肿,肺结核,水肿,慢性胃肠疾患等。

1. 症状　久咳气短,咳喘无力,痰多而稀,食欲不振,腹胀便溏,肢体倦怠,足浮面肿,舌淡苔白,脉濡细。

2. 病因病机　本证多因久咳伤肺,肺气虚弱则咳喘,气短无力。肺虚及脾,或饮食不节,脾气虚弱,故见消化不良的食欲不振,腹胀便溏,肢体倦怠,舌淡脉濡等。肺气虚,肃降无权及脾虚水湿失运,导致水湿停滞,因此出现足浮面肿,痰多清稀等,肺不主气、脾气健运的病理现象。

3. 治则　补脾益肺。

4. 方药　参苓白术散、六君子汤等。

5. 临床运用　水肿者——益气利水,加黄芪、防己、赤小豆等。

(四) 脾肾阳虚

脾肾阳虚是指脾肾两脏功能衰退,其特点表现有消化功能和水湿代谢障碍,临床多见于慢性肾炎肾变性期,慢性肠炎、肠结核等病。

1. 症状　畏寒肢冷,水肿,食欲不振,腰膝酸软,体倦乏力,大便溏薄或五更泄泻,完谷不化,阳痿,舌质淡。苔白滑胖嫩、脉沉细。

2. 病因病机　本证多因感受寒湿之邪,或饮食不振,损伤脾气,脾虚阳损,运化水谷精微失司,后天精气不足,导致肾阳亦虚,反过来肾阳虚弱不能温煦脾阳,脾阳也衰,临床形成脾肾阳虚。

3. 治则　补脾肾。

4. 方药　实脾饮、真武汤、附子理中汤、四神丸等。

(五) 心肾不交

心肾不交是指心阳与肾阴的生理关系失常(肾阴不足或心火扰动,两者失去协调关系)。

可见于神经衰弱,心脏病,慢性消耗性疾病。

1. 症状　健忘、心悸，口舌生疮，五心烦热，遗精，盗汗，腰膝酸软，头晕目眩。健忘耳鸣，舌红少苔脉细数。

2. 病因病机　本证多由情志内伤或劳伤心肾，或久病虚损所致，因而引起心火过盛，消耗心肾之阴，使心肾互相制约，互相资生等关系失调，故表现心火旺，肾阴虚的证候。

3. 治则　交通心肾，滋阴降火。

4. 方药　补心丹、六味地黄丸、交泰丸、黄连阿胶汤加减。

（六）肝肾阴虚

肝肾阴虚是指肝肾两脏不足，临床上多见神经衰弱、慢性肝炎、高血压等病。

1. 症状　肢体麻木、目涩、妇女经量少，腰膝酸软、齿摇、健忘、耳鸣、生殖功能下降，舌红少苔，脉细。

2. 病因病机　本证型多因劳伤过度，或房事不节，或慢性疾病耗伤阴液，导致互相资生改变如肾阴不足，不能滋养肝脏，肝阴不足，不能济于肾阴，均能导致肝肾阴虚的证候。如果出现阴不制阳则肝阳上亢，肝风内动，或水不制火，虚火上炎等证候。

3. 治则　滋阴柔肝潜阳。

4. 方药　左归丸、一贯煎、大定风珠等加减。如以熟地、白芍、山茱萸、首乌、桑椹等补肝肾。以石决明、龙骨、牡蛎、地龙、钩藤、龟板等潜阳。以黄连、胆草、知母、栀子等降火。

（七）肺肾阴虚

肺肾阴虚是指肺与肾两脏不足的病理表现。临床多见于肺结核活动期。

1. 症状　干咳、咳血、低热、盗汗、腰膝酸软、遗精，舌红少苔，脉虚数。

2. 病因病机　本证型多由久咳耗伤肺阴，阴液不足，则逐渐消耗肾阴，或房劳过度，损耗肾精，肾精亏虚，不能滋养肺阴，故肺阴亦虚，阴虚生内热等证候。

3. 治则　滋补肺肾。

4. 方药　麦味地黄汤或百合固金汤。

第二节　胃脘痛的分型论治

中医药对胃脘痛的治疗具有悠久的历史和丰富的经验，不仅确凿有效，且少副反应。又有潜力可挖。现将近年来全国部分中医杂志所登载的有关资料综述如下。

中医辨证分型施治

辨证论治的优点在于治疗胃脘痛的同时,也能对紊乱的消化道及全身功能进行调整。可谓一种标本兼治的方法。

(一) 著名老中医姜春华教授在治疗胃脘痛时,将本病分七型

1. 脾胃虚寒,培补中气　药用黄芪、党参、白术、白芍、黄精、升麻、柴胡、陈皮、山药、白豆蔻、炙甘草、饴糖。

2. 寒遏中宫,温阳暖胃　药用高良姜、干姜、桂枝、苏梗、吴茱萸、川椒、香附、荜茇、乳香、没药、延胡索。

3. 肝郁犯胃,解郁疏　药用柴胡、白芍、郁金、川楝子、青皮、陈皮、佛手、香橼、旋覆花、枳壳、香附、白豆蔻,肝胃郁热加山栀子、黄芩、左金丸。

4. 久痛入络,活血化瘀　药用丹参、归尾、川芎、桃仁、红花、姜黄、甘松、乳香、没药、郁金、王不留行,重则加三棱、莪术、五灵脂或虫类药如九香虫、穿山甲、蚕茧、刺猬皮等。

5. 饮食积滞,消导通腑　药用藿梗、苏梗、鸡内金、山楂、神曲、莱菔子、枳壳、槟榔、木香、砂仁、麦芽、谷芽、半夏、陈皮、大黄等。

6. 湿热中阻,苦寒清泄　药用苍术、茯苓、川连、黄芩、川朴花、藿香、佩兰、薏苡仁、枳壳、望江南、瓦楞子、乌贼骨。

7. 阴虚胃痛,益阴润胃　药用沙参、麦冬、石斛、玉竹、天花粉、扁豆、白莲肉、白芍、乌梅、木瓜、甘草、佛手、玫瑰花、川楝子等。

(二) 著名老中医魏长春主任在治疗胃脘痛时,将本病分为八型

1. 肝气犯胃,疏肝理气　方用"五花芍草汤":玫瑰花、佛手花、绿梅花、扁豆花、厚朴花、白芍药、炙甘草,症重者用柴胡疏肝汤加减。

2. 肝胃郁热,泄热和胃　蒲乳清胃汤合左金丸:蒲公英、羊乳参、黄芩、白芍、竹茹、无花果、党参、炙甘草,合左金丸。

3. 寒邪犯胃,散寒温胃　方用加味良附丸:良姜、香附、荜澄茄、吴茱萸、陈皮。挟邪者加苍术、厚朴、伏苓,挟食带者加神曲、枳壳、鸡内金,有气滞外感风寒者加苏叶。

4. 脾胃虚寒,温中健脾　方用加减健理汤:桂枝、白芍、干姜、红枣、饴糖、党参、附子、甘松,泛吐清水加姜半夏、陈皮、茯苓等,脘腹胀满加枳壳、砂仁;病甚者加

香附。

5. 郁热伤阴,养阴益胃　方用加减沙参麦冬汤:沙参、麦冬、党参、生地、无花果、扁豆、白芍、炙甘草、陈皮、竹茹。

6. 湿热中阻,化湿清热　方用加减连朴饮:黄连、厚朴、石菖蒲、姜半夏、大豆卷、尺仙藤、陈皮。

7. 气滞血瘀,理气化痰瘀　方用加味失笑芍甘汤:蒲黄、五灵脂、赤芍、丹参、炙甘草、玫瑰花、九香虫、香附。

8. 食滞胃脘,消食导滞　方用加减保和丸:神曲、炒山楂、莱菔子、陈皮、姜半夏、茯苓、鸡内金。

(三) 步玉如名老中医治疗胃脘痛有四条经验

1. 治虚证强调通补　胃脘痛虚证,虽以正气虚为主,但其作痛,多因虚中夹滞,故治疗当以叶天士所倡之温补法为主,即在补益之中加通调气血诸郁之药,使补而不壅,通勿伤正。如治阳虚胃痛,可用理中汤加乌药辛温通气,助干姜破寒凝,使全方通闭止痛的疗效显效增强。治胃阴亏之脘痛,可以养胃汤合芍药甘草汤,再加金铃子散,则疗效显著提高。

2. 治实证重视开郁　实证胃痛,多由饮食不节,七情所伤,内生气、血、痰、湿、热、火诸郁阻滞而致。六郁虽属实邪,但多无有形之物可攻,故治疗关键不在攻邪,而在开郁,郁结之势一开,疼痛自愈。如治肝胃郁热证:用左金丸加减,胃脘积热证用左金丸加温胆汤;脾胃气滞证用调气散(香附、乌药、陈皮、木香、青皮、砂仁、藿香、甘草)加减;重症加槟榔、莪术以破气,重用莱菔子;郁甚加槟榔等。痰湿郁滞证以二陈汤为基础方,寒者加生姜、厚朴,热者加黄连、竹茹、枳实;血瘀证则用丹参饮加减。

3. 尤擅长调理复杂证　胃脘久痛者,常虚寒兼并,证情复杂,故治疗须综合调理,如久痛患者多见脾虚湿滞与热积郁热,健脾易增壅滞,消食化湿多损中气,纯清则伤脾碍湿,纯温又助其郁火。步老总结出以香砂六君子汤合温胆汤加神曲、冬瓜皮等基础方,围绕病症加减调治。另外,复杂证尚有气、食、痰、湿、热诸郁并存,步老则以保和丸合木香、槟榔等化裁治之。

4. 疑似证辨治分明　中医教材中,往往将小建中汤证、理中汤证、香砂六君子汤证统称为"中焦虚寒证"。步老认为三方之证虽相似,尚有不同之处,即香砂六君子汤证属于气虚,小建中汤证系阳虚兼营阴弱,理中汤证乃中阳虚兼寒湿,只有对证候细微鉴别,才能准确使用类似方剂。再加气郁证肝气犯胃用柴胡疏肝散,肝郁脾虚用逍遥散,肝郁脾虚而气郁化火用丹栀逍遥散,不可一见胃脘痛伴胁痛即泛用柴胡疏肝散。至于食积胃脘痛,对体壮暴食而积者,消积不畏猛,对久病中虚而积者,健脾为先,稍加消导。

证候分类及诊断标准

1984 年 5 月于北京召开全国急性胃脘痛证会议,研究决定证候分类及诊断标准。

(一) 气滞证

1. **主症**　胃脘胀痛,窜及两胁,每遇郁怒而诱发且加重,嗳气或气爽则舒,舌苔薄白,脉弦。
2. **兼症**　情绪易波动,嗳气频频,大便不畅。
3. **处方**　柴胡、枳壳、白术、香附、延胡索、郁金、陈皮。

(二) 虚寒证

1. **主症**　胃脘痛,喜温喜按,遇冷加重,舌质淡嫩,苔薄白,脉迟细或迟。
2. **兼症**　得食则减,纳食减少,畏寒肢冷,倦怠乏力,大便稀或先硬后溏。
3. **处方**　炙黄芪、桂枝、白术、乌药、当归、香附、白术、乌贼骨、延胡索、炙甘草。

(三) 阴虚证

1. **主症**　胃脘灼痛,空腹加重,似饥而不欲食,舌红少津,苔少或无苔,脉细数。
2. **兼症**　嘈杂干呕,口舌干燥或糜烂,纳呆,大便干结。
3. **处方**　北沙参、麦冬、石斛、玉竹、白术、炙甘草、香橼、决明子、川楝子。

(四) 血瘀证

1. **主症**　胃脘痛拒按,痛处不移,舌质紫暗或有瘀血,脉细涩。
2. **兼症**　病程较长,胃痛夜甚或有呕血、便血史。
3. **处方**　丹参、乌药、檀香、生蒲黄、五灵脂、延胡索、当归、炙甘草、酒大黄、砂仁。

三 单验方治疗

单验方是选择适当的药物组成一个固定方,有利于临床观察总结因而也被广泛地采用。

有学者自制"脘腹蠲痛汤"：延胡索、白芍、川楝子、生甘草、海螵蛸、制香附、蒲公英、沉香、乌药，水煎服或研粗末开水冲服，治疗多种脘腹疼痛，取得满意疗效。不仅能重复使用，且无副反应，并体会到蒲公英对于胃痛也是养阴护胃佳药，因而凡是脘腹属于热者，每加大剂量可获良效。

有学者以"多味陷胸汤"治疗实证胃脘痛，取得显著疗效，方药由黄连、瓜蒌、枳实、茯苓、厚朴随证加减，水煎服。适应证为脘痛、痞满，口黏或口苦。苔黄脉实为其辨证要点，但脾胃虚寒，脘痛喜按，口淡纳呆，腹胀便溏，舌淡苔滑，脉虚无力者，禁忌使用。

有学者自制"胃痛散"治疗胃脘痛取得满意疗效。药用炒白芍1 500 g，生甘草2 000 g，制延胡索1 500 g，海螵蛸2 000 g，制香附1 000 g，混合共研细末，分成3 g一包备用，每天3 g或根据病情服用。

有学者以黄连汤合丹参饮治疗寒热错杂、气滞血瘀型胃痛患者，疗效显著，药用川连6 g，桂枝5 g，干姜5 g，甘草3 g，党参6 g，半夏10 g，大枣4 粒，丹参10 g，檀香6 g，砂仁5 g，日1 剂，水煎服。

有学者从化瘀消痰入手，治疗顽固性胃痛，取得满意疗效。药用：延胡索12 g，竹沥12 g，半夏12 g，象贝母12 g，五灵脂9 g，橘红9 g，三七粉2 g（冲），血余炭3 g（冲），凤凰衣1.5 g，生瓦楞子18 g，徐长卿15 g，随症加减。

戚景如老中医治疗胃痛的经验是：治痛之要，理气为主，单纯胃气阻滞，宜理气和胃，以白豆蔻1～2 粒嚼服可解；肝胃气滞宜疏肝和胃，用四逆散、五磨饮子或《张氏医通》的沉香降气散；肝郁已久，当取阳明，用六君子合当归、芍药、甘草。寒湿壅遏，温散当先，湿胜以平胃散加肉桂，寒胜用肉桂、沉香等分为末吞服，或用苡米附子散。久痛入络，治以祛瘀丹参饮加延胡索、郁金、川芎。

有学者以"丹金二香汤"治疗急慢性胃痛52 例，除1 例胃溃疡出血住院治疗外，余51 例均获较好止痛效果，平均止痛时间为3 天。药用丹参30 g，川楝子、延胡索各10 g，砂仁、甘草各6 g，白芍15 g，檀香5 g，沉香3 g，随症加减，水煎每日一剂，生姜汁3～10 滴冲服。

第三节　慢性萎缩性胃炎中医分型论治

慢性萎缩性胃炎（以下简称慢萎）是一种较难治的消化道疾病，中医学古典文献中并无慢萎这个病名记载，但一些经典著作里所描述的"胃痞"却有类似的症状。我院两年来共治疗慢萎64 例，大致上可归纳为肝胃不和、脾虚痰湿、脾胃虚寒、胃阴亏虚、瘀血内阻5 个证型，现将64 例慢萎的中医分型证治分析与探讨如下。

临床资料

（一）病例选择

64 例中，门诊患者 8 例，住院患者 56 例，所有患者均于治疗前经纤维胃镜及病理活检明确诊断为慢性萎缩性胃炎。其中伴慢性浅表性胃炎 27 例，伴胃下垂 15 例，伴胃、十二指肠球部溃疡 18 例，伴十二指肠球炎 2 例，伴胃息肉 1 例，伴胃癌 1 例。

（二）一般情况

1. 性别　64 例中，男 37 例，女 27 例。男女之比为 1.37∶1。

2. 职业　工人 37 例，干部 15 例，农民 5 例，家庭妇女 3 例，医护人员 2 例，教师 1 例，船员 1 例。

3. 年龄　详见表 1。

表 1　本组各证型年龄分布

	例　数	23 岁～	31 岁～	41 岁～	51 岁～	60 岁以上	平均（岁）
肝胃不和	12	3	2	2	3	2	44.8
脾虚痰湿	10	1	0	0	5	4	56.2
脾胃虚寒	16	2	3	3	6	2	47.56
胃阴亏虚	7	1	1	1	3	1	48.7
瘀血内阻	19	3	3	5	4	4	46.95
合　　计	64	10	9	11	21	13	48.84

从表 1 来看，慢萎患者的发病年龄较大，平均为 48.84 岁，多发年龄在 30～60 岁，共 41 例占 64.06％。但 23～30 岁组有 10 例，占 15.62％。

4. 病程　详见表 2。

表 2　本组各证型病程分布

	例数	1 年以下	1 年～	3 年～	5 年～	10 年～	15 年～	20 年以上	平均（年）
肝胃不和	12	2	0	4	4	0	2	0	7.5
脾虚痰湿	10	0	1	3	0	4	1	1	12.9
脾胃虚寒	16	1	0	3	7	2	1	2	9.18
胃阴亏虚	7	1	0	3	2	0	0	1	7.71
瘀血内阻	19	2	2	0	1	7	2	5	13.95
合　　计	64	6	3	13	14	13	6	8	10.24

从表 2 可知, 慢萎的病程较长, 平均病程为 10.24 年, 其中瘀血内阻患者的病程最长, 平均为 13.95 年, 符合中医"久病入络"之说。

5. 诱因 见表 3。

表 3 各证型胃痛诱因分布

	例 数	情志不畅 例(%)	饮食不节 例(%)	劳累过度 例(%)	感 冒 例(%)	无明显诱因 (例)%
肝胃不和	12	7	3	1	1	0
脾虚痰湿	10	0	6	3	0	1
脾胃虚寒	16	1	4	8	2	1
胃阴亏虚	7	1	2	2	1	1
瘀血内阻	19	4	6	5	2	2
合 计	64	13(20.31)	21(32.81)	19(29.68)	6(9.37)	5(7.81)

从表 3 可知慢性萎缩性胃痛的诱因主要有饮食不节(占 32.81%)、劳累过度(占 29.68%)、情志不畅(占 20.31%)和感冒(占 9.37%),这说明调养摄生失常是诱发本病的重要因素。

 二 分型证治

中医对慢萎分型,国内尚无统一标准,我们根据 64 例慢萎患者的临床表现,初步归纳为以下 5 型进行论治。

(一)肝胃不和

1. 主症 胃脘胀痛,胸胁胀满,郁怒诱发或加重,神疲纳少。
2. 次症 嗳气呃逆,嘈杂泛酸,心烦口苦,苔白脉弦。
3. 诊断 有 3 项主症或 2 项主症加 2 项次症,诊断即可成立。
4. 辨证 肝气郁结,横逆犯胃。
5. 治法 柴胡疏肝散加减。柴胡、白芍、香附、枳壳、佛手干、茯苓、鸡内金、苏梗、朴花。

(二)脾虚痰湿

1. 主症 胃脘闷痛,呕吐清水痰涎,胸腹痞满,苔腻脉弦滑。
2. 次症 肢体困重,头晕心悸,纳少便溏,食入则吐。

3. **诊断**　有 3 项主症或 2 项主症加 2 项次症即可诊断。

4. **辨证**　脾胃虚弱，痰湿内阻。

5. **治法**　健脾和胃，化痰利湿。

6. **方药**　苓桂术甘汤合二陈汤加减。茯苓、桂枝、白术、半夏、陈皮、枳实、九里香、甘草。

（三）脾胃虚寒

1. **主症**　胃脘隐痛，遇冷痛甚，喜温喜按，舌淡苔白。
2. **次症**　倦怠乏力，形寒肢冷，面色㿠白，脉沉细缓。
3. **诊断**　有 3 项主症或 2 项主症加 2 项次症即可诊断。
4. **辨证**　脾胃虚寒。
5. **治法**　温中健脾，益气止痛。
6. **方药**　黄芪建中汤加减。黄芪、白芍、桂枝、大枣、党参、白术、高良姜、香附、砂仁、炙甘草。

（四）胃阴亏虚

1. **主症**　胃脘灼痛，口干舌燥，舌红苔少或花剥。
2. **次症**　五心烦热，小溲短赤，大便干结，脉细数。
3. **诊断**　有 2 项主症或 1 项主症加二项次症即可诊断。
4. **辨证**　热灼胃阴，津液亏虚。
5. **治法**　健脾润胃，益气养阴。
6. **方药**　益胃汤合芍药甘草汤加减。沙参、麦冬、石斛、太子参、木瓜、乌梅、佛手干、扁豆、白芍、甘草。

（五）瘀血内阻

1. **主症**　胃痛拒按，痛如刺割，痛有定处，呕血或黑便，舌晦暗或有瘀斑或舌下青筋毕露。
2. **次症**　胁胀烦闷，呕吐痰涎，形寒肢冷，苔少或花剥，脉细涩。
3. **诊断**　有 3 项主症或 2 项主症兼 1 项次症即可诊断。
4. **辨证**　胃络损伤，瘀血内阻。
5. **治法**　活血化瘀，理气止痛。
6. **方药**　丹参饮合金铃子散加味。丹参、砂仁、檀香、川楝子、延胡索、黄芪、莪术、全蝎、两面针、鸡内金。

体会

（一）病因病机以脏腑虚损为关键

慢萎的临床证候特点,类似于中医的"胃痞病"。如《伤寒论》曰:"若心下……但满而不痛者,此为痞。"《丹溪心法》云:"脾土之脏受伤,转输之官失职,胃难纳谷,脾不运化,精浊浑淆,隧道壅塞,郁而不行,气留血滞,促气内停,遂成胀满。"《医宗金鉴》又有"热痞""寒热痞""虚热水气痞""虚热客气上逆之痞"等区分。中医历代文献对"胃痞"的主症和病因病机的论述与我们临床观察的慢萎证型基本相符。

1. 肝胃不和型　因情志失调,忧思恼怒,气郁伤肝,肝失疏泄,横逆犯胃,气机受限而痛。如《素问·至真要大论》曰:"木郁之发,民病胃脘当心而痛。"《沈氏尊生书·胃痛》亦指出:"胃痛邪于胃脘病也……唯肝气相乘为尤甚,以木性暴,且正克也。"

2. 脾虚痰湿型　久病伤脾,中阳不振,运化失司,水谷精微内停而为湿;或饮食不节,损伤脾胃,肥甘厚味,酿湿生热,聚而成痞,痰湿挟杂,内阻中焦,气机不畅而发胃痛。如《张氏医通·诸气门》所说:"肥人心下痞闷,内有湿痰也。"《临证指南医案·胃脘痛》说:"胃痛久而屡发,必有凝痰聚瘀也。"

3. 脾胃虚寒型　因素体脾胃虚弱,或饥饱失宜,劳倦过度或久病脾胃受伤,阳气亏损,则中焦虚寒致络失于温养而发胃痛。如《素问·举痛论》云:"寒邪客于肠胃之间,膜原之下,血不得散,小络引急,故痛。"《诸病源候论·腹痛病诸候》亦云:"腹痛者,内府藏虚,寒冷之气客于肠胃募原之间,结聚不散,正气与邪气交争相击,故痛"之说。

4. 胃阴亏虚型　因燥湿失常所致。尤在泾云:"湿土宜燥,燥土宜湿,便归于乎。"故中焦燥湿相济则运化正常,若燥湿不济,则运化失调,燥土过盛则脾胃阴伤,如过服辛热之品,或胃痛日久,郁热伤阴等,则胃络失于濡养,脉络拘急而作痛。

5. 瘀血内阻型　瘀血的形成多由其他证型迁延而致,如气滞日久,则血脉凝涩,瘀血内结,脾虚生痰。痰凝成瘀而痰瘀互结,中焦虚寒,寒凝脉络,气血流通受阻,滞而成瘀;脾气虚弱,血失统摄,离经之血,不得消散,积而成瘀;阴虚内热,灼伤津液,血质黏稠而成瘀;瘀血即成,脉络凝滞,"不通则痛",如叶天士也有"久痛入络"之说。

据我们临床观察到,本组瘀血内阻型 19 例中兼气滞 8 例,占 42.10%,兼痰湿 2 例,占 10.53%,兼阴虚 7 例,占 36.84%。没有一例为单纯性的瘀血证。

在临床施治的观察中,我们认为肝胃不和型和脾虚痰湿型多见于慢萎的轻度,脾胃虚寒型和胃阴亏虚型多见于慢萎的中度,瘀血内阻型多见于慢萎的重度。

（二）临床施治以扶正祛邪为大法

根据临床观察,本病主要证候特点是本虚标实,虚则气虚、血虚、阴虚、阳虚;实则气滞、痰湿、血瘀。但临床各型往往错杂互见,虚中有实,寒热夹杂,故治疗慢萎宜以扶正祛邪为大法,并时时顾护胃气。至于采用补虚泻实,或先攻后补,或先补后攻,或寓攻于补,或寓补于攻,或寒热并行等具体治法应辨明主次,先后有序,遵照"急则治其标,缓则治其本""间者并行,甚者独行"的原则,辨证论治,灵活运用。

（三）应重视调养摄生

根据本组 64 例临床观察统计,慢萎的主要诱因有饮食不节(占 32.81%)、劳累过度(占 29.68%)、情志不畅(20.31%)、感冒(占 9.37%)。这说明饮食调摄不当是诱发和加重本病的重要因素。而且调养摄生对慢萎的治疗和预后有明显的影响,如只顾治病,不顾其人,忽略患者的主观能动性,不注意情绪、饮食、起居等因素徒恃药石,事倍功半。因此我们认为慢萎患者在治疗中还应做到以下几点。

1. 怡情放怀　慢萎患者常因忧思郁结克土而胃痛。故其在治疗过程中宜保持心情舒畅,正确对待客观事物,解除思想忧虑,实有助于疗效的提高,正如《内经》所说"精神内守,病安从来"。

2. 饮食有节　慢萎是一种消化道的顽疾,过饮暴食,或饥饱不定,或偏嗜酸辣、辛燥、生冷及油腻之品,均是导致本病的重要因素。如《医学正传·胃脘痛》所说:"致病之由多因纵恣口腹,喜好辛酸,恣饮热酒煎熬,复寒凉生冷,朝伤暮损,日积月深……故胃脘疼痛。"因此,饮食有节,重视后天脾胃的自我护理十分重要。

3. 起居有常　李东垣说:"苍天之气贵清净,阳气恶烦劳,病从脾胃生"。慢萎患者应保持足够的睡眠时间,使精神体力得到休息和改善避免劳累过度,则有利于疾病的逐步康复。慢萎患者发病后,机体抵抗力下降,临床上有不少患者因感冒而诱发或加重胃痛。故注意地域气候的变化,适时增减衣服,避免感冒,并适当参加体育锻炼,如气功、太极拳及其他有益身心的文体活动。如《内经》所说"虚邪贼风,避之有时""和于阴阳,调于四时"。

总之,调养摄生是慢萎患者配合治疗自我调理,取得疗效的重要步骤。

四　典型病例

（一）肝胃不和型

李某,女,56 岁。1986 年 8 月 1 日初诊。

病史：患者以胃脘痛 7 年,加剧 1 周为主诉入院。症见：胃脘胀痛,攻撑连胁,痛无定处,嗳气呃逆,心烦易怒,纳呆,溲赤便溏,舌淡红,苔薄白,脉弦细。1986 年 8 月 7 日于本院查胃镜。

诊断：(1) 慢性浅表萎缩性胃炎。

　　　(2) 胃下垂。

辨证：木郁克土,肝火犯胃。

治则：疏肝健脾,理气清热。

处方：逍遥散合柴胡疏肝散加减。柴胡 6 g,白芍 10 g,香附 10 g,枳壳 10 g,茯苓 15 g,白术 10 g,佛手 15 g,蕁梅 45 g,原朴花 6 g,鸡内金 10 g。

按语：服药 3 剂后胃脘痛明显减轻,呃逆消失,照原方连服 12 剂。病已回愈,精神好转,纳增便调。后以香砂六君子汤善后调理,于 1989 年 8 月 23 日病愈出院,共住院 23 天。

(二) 脾盛痰湿型

洪某,女,65 岁,1986 年 6 月 17 日初诊。

病史：患者以反复胃脘痛 5 年,加剧伴呕吐 2 天为主诉入院。症见：胃脘闷痛,辗转反侧,胸痞腹胀,呕吐痰涎,食入则吐,神疲乏力,面色苍白,尿少便溏,舌淡晦苔白腻,脉细而滑。1986 年 6 月 6 日于本院查胃镜。

诊断：(1) 慢性萎缩性胃炎。

　　　(2) 幽门区溃疡活动期。

　　　(3) 胃下垂。

辨证：脾胃虚弱,痰饮内停。

治则：健脾化痰,和胃降逆。

处方：苓桂术甘汤合二陈汤加减。茯苓 30 g,桂枝 6 g,白术 10 g,半夏 15 g,陈皮 10 g,枳实 10 g,生姜 3 片,竹茹 10 g,薏苡仁 30 g,旋覆花 10 g(包),代赭石 30 g,甘草 3 g。

按语：服药 2 剂后呕吐瘥;胃痛减,照原方去旋覆花、代赭石加砂仁 6 g,鸡内金 10 g,再进 2 剂诸症消失,于 1986 年 6 月 20 日出院,共住院 4 天。

(三) 脾胃虚寒型

郭某,男,39 岁,1985 年 5 月 18 日初诊。

病史：患者以胃脘痛 10 余年,加剧 1 个月为主诉入院。症见：胃脘隐痛遇冷痛甚,喜温喜按,四肢不温,疲乏无力,纳少便溏,小溲清少,面色㿠白,舌淡胖边有齿痕,苔薄白,脉沉细。1985 年 5 月 23 日于本院查胃镜。

诊断：(1) 慢性浅表萎缩性胃炎。

(2) 胃下垂。

辨证：脾胃虚寒。

治则：温中健脾，益气止痛。

处方：附子理中汤合黄芪建中汤加减。炮附子 6 g，党参 15 g，高良姜 6 g，白术 10 g，黄芪 15 g，白芍 15 g，桂枝 6 g，砂仁 6 g，大枣 15 g，炙甘草 6 g。

按语：服药 5 剂后胃痛减轻，余症均减，遂以黄芪建中汤为主，随症略有加减，治疗 2 个多月，病情痊愈，于 1985 年 7 月 29 日出院，共住院 73 天。嘱其出院后续服中成药补中益气丸以巩固疗效。

(四) 胃阴亏虚型

刘某，男，60 岁，1986 年 2 月 22 日初诊。

病史：患者以反复胃脘痛 20 年，加剧 1 个月为主诉入院。症见胃脘烧灼而痛，口干咽燥。咳嗽痰黏难咯，心烦寐差，形体消瘦，纳少脘胀大便秘结，舌红苔根黄腻中剥，脉细数重按无力。1986 年 5 月 2 日于本院查胃镜。

诊断：(1) 慢性浅表萎缩性胃炎。

(2) 胃下垂。

辨证：脾虚胃阴亏损。

治则：健脾养阴益胃。

处方：益胃汤合芍药甘草汤加减。沙参 15 g，麦冬 12 g，玉竹 10 g，石斛 10 g，白芍 15 g，乌梅 10 g，扁豆 10 g，佛手 15 g，枳实 10 g，甘草 3 g。

按语：服药 5 剂后症状减轻，继服 5 剂后胃痛止。心烦除，夜寐安，但尚有纳少口干，大便不畅，仍按上法随症加减，治疗 2 个多月诸症消失，舌脉正常。后以参冬白术散善后调理，于 1986 年 6 月 15 日病愈出院，住院共 113 天。

(五) 瘀血内阻

案例 1：李某，男，57 岁，1986 年 8 月 4 日初诊。

病史：患者以反复胃痛 20 年。加剧 10 天为主诉入院。症见胃脘刺痛，胸胁胀闷，心烦易怒，纳少神疲。口干口芳，舌暗红，苔腻微黄，舌下青筋毕露（舌下静脉 II°曲张)，脉细弦。1986 年 7 月 15 日于厦门市第一医院查胃镜。

诊断：慢性浅表萎缩性胃炎。

辨证：气滞血瘀。

治则：理气活血止痛。

处方：柴胡疏肝散合丹参饮加味。柴胡 6 g，黄芩 10 g，香附 10 g，枳壳 10 g，朴花 10 g,丹参 15 g,鸡内金 10 g。

按语：服药 4 剂胃痛减轻,心烦易怒消除,余症仍然,后以丹参饮加味为主,分别合用丹栀逍遥散、五味异功散等,随证加减,治疗 3 个多月,于 1986 年 11 月 25 日病愈出院,共住院 111 天。

案例 2：郑某,男,42 岁,1981 年 10 月 19 日初诊。

病史：患者以反复胃脘闷胀刺痛近 2 个月,加剧 1 周为主诉入院。症见：胃脘刺痛,痛处固定。纳少腹胀,口干咽燥,大便干结,舌暗红边有瘀点,苔少,脉弦细而数。1984 年 11 月 24 日于本院查胃镜。

诊断：（1）慢性浅表性胃炎。

（2）胃窦部萎缩性胃炎。

辨证：胃阴亏虚,瘀血内阻。

治则：健脾润胃,行气活血。

处方：益胃汤合丹参饮加减。沙参 15 g,麦冬 10 g,玉竹 10 g,石斛 10 g,丹参 15 g,砂仁 6 g,黄芪 15 g,莪术 10 g,两面针 12 g,全蝎 3 g,鸡内金 10 g。

按语：服药 3 剂后胃痛明显减轻,守原方略有加减,再进 15 剂,胃痛基本告愈,口干咽燥消除,但仍神疲,纳少,腹胀,大便干结,舌淡暗,苔薄白,脉细弦,乃以丹参饮合六君子汤、参苓白术散等为主,随证加减用药,治疗 3 个月,诸症消失,舌淡红苔薄白,脉弦,于 1985 年 2 月 14 日出院,共住院 119 天。

五　小结

（1）慢萎的发病诱因以饮食不节（21 例）和劳累过度（19 例）居多,分别占本文所观察 64 例的 32.81％和 29.68％。

（2）慢萎的中医分型可概括为肝胃不和、脾虚痰湿、脾胃虚寒、胃阴亏虚和血瘀内阻 5 个证型进行论治。

（3）肝胃不和型与脾虚痰湿型多见于慢萎的轻度,脾胃虚寒型和胃阴亏虚型多见于慢萎的中度,瘀血内阻型多见于慢萎的重度。

（4）慢萎的证候特点总是本虚标实,错杂互见,治疗以扶正祛邪为大法。须时时注意顾护胃气,但补虚祛实应辨明主次,先后有序。

（5）治疗慢萎应重视怡情放怀,饮食有节,起居有常等调养摄生。

第四节　高胆固醇血症的中医辨证分型

高胆固醇血症是一种高脂血症。中医学虽无此病名记载,但临床上可见于眩晕、胸痹、心悸等病证。现代医者多数认为脂类代谢失调与动脉粥样硬化、冠心病等心血管疾患密切相关。调节胆固醇代谢,可减轻或推迟心血管疾病的发生发展。为此,我们根据中医辨证观点,探索高胆固醇血症的中医辨证分型及其治疗的一般规律,现总结报告如下。

高胆固醇血症中医辨证分型的理论根据

中医学认为,胃纳脾运,脾为后天之本,饮食入胃,游溢精气,上输于脾,脾气散精,脾居中央,灌溉四旁。浅言之,大凡食物经胃肠消化之后,其中的精微部分,赖脾吸收、输布以维持人体的正常生理活动。若脾气(阳)不足,运化失调或久食膏粱厚味,致使湿困脾阳,因甘胜缓,缓则滞脾,脾不散精,反化为痰浊,浸淫脉道,故血中脂质增高,阻遏经脉不畅,痰阻于心络,以致胸痹、心痛、心悸等症。金代张子和《儒门事亲》曰:"夫膏粱之……酒食所伤,胀闷、痞膈、酢心。"这与高胆固醇血症患者,多数由外源性脂质进入过多或者体内脂质代谢紊乱的原因基本一致。

劳倦过度或寒邪侵袭为本病并发冠心病的因素之一,过度劳伤,耗损阳气,气虚则鼓动血行无权;或寒邪侵袭,致营血受限,血行不畅,堵塞不行,血失气煦,则气结血瘀。如《素问·举痛论》篇云:"经脉流行不止,环周不休,寒气入侵而稽迟,泣而不行……客于脉中则气不通,故卒然而痛。"似可说明:血瘀于脉道,促使体内脂质代谢紊乱,而引起本病的发生和发展。近年来较多学者认为,劳倦过度,或气候寒冷等因素,为诱发冠状动脉粥样硬化并发心绞痛的原因。

"肾为先天之本,肾藏精,肝藏血",肝肾"乙癸同源"。中医学认为:年老肾虚,房劳过度等因素而引起肾阴亏损,肝失濡养,疏泄失调的病理变化,这与某些先天性缺陷而致的内源性高胆固醇血症脂代谢异常有关。若肾阴不足,水不涵木,肝阳亢盛,临床往往伴见血压偏高;若风木旺盛脾胃受损,脾虚湿生,痰湿内生,痰浊阻络,心气受阻(胃络通心之故)以致气滞血瘀。此与高血压合并冠心病的证候类似。

分型与施治

从 21 例高胆固醇血症临床观察结果:脾虚痰浊型(以下称痰浊型)9 例占42.86%,肝肾阴虚型(以下称肝肾型)7 例,占 33.33%,气滞血瘀型(以下称瘀滞型)5 例占 23.81%。高胆固醇血症患者的标证以"痰""瘀"为主。其本证多见脾、肝、肾虚。治则:标实者先祛邪,后从本治之,或标本同治。

(一)痰浊型

症状:头重如裹,形体肥胖,痰白而多,胸闷而痛,脘腹胀满,纳食不振,大便溏薄,舌淡而胖,齿痕,苔白厚而腻,脉濡缓或滑。

辨证:多因饮食不节,过食膏粱厚味,损伤脾气,脾失健运,导致纳食不振,脘腹胀满,脾虚湿盛,痰浊内生,阻遏胸阳致胸闷痰多,痰湿上蒙则头重如裹,脾虚湿盛,故见舌苔白厚腻,脉滑也。

治则:健脾利湿,理气化浊。

处方:(1) 自拟降脂散(麦芽、谷芽、山楂、花椒)研细末。

　　　(2) 参苓白术散加减以固其善后。

案例:陈某,男,56 岁。

主诉:头重胸闷,痰白而多,纳食欠佳,大便溏,日下 2～3 次,苔白腻,脉滑。

查体:形体肥胖,血胆固醇 10.9 mmol/L,心电图提示:心肌供血不足。

诊断:高胆固醇血症,冠心病。

中医辨证:胸痹(痰浊型)。

处方:拟降脂散治疗 1 个月,嗣后用参茯白术散加减以固其善后。复查胆固醇降至 5.9 mmol/L,临床症状已基本改善。

(二) 肝肾型

症状:头痛,眩晕,不寐,咽干口燥,面色潮红,手颤肢麻,腰酸膝软,大便干燥,舌红,苔少,脉弦细或细数,两尺无力。

辨证:本型常见于老年肾虚或房劳过度,以至肾精亏损,水不养肝,肝阴不足,肝阳上亢,故眩晕头痛,腰膝酸软,大便干燥,由肝脉布达胸肋,络脉失其阴精滋养,血脉循行不畅,则胸肋不舒。阴血不足,阴虚内热,虚火上扰导致咽干口燥,舌质红少苔,脉弦细或细。

治法:滋肾养肝。

方药:牡丹皮、生地黄、桑椹、制首乌、黄精、草决明、桑寄生、泽泻、黄郁金等。

若见阴虚阳亢患者,可原方去黄郁金,加双钩藤、珍珠母(或石决明)、牡蛎、槐花等平肝潜阳之品。

若肝阳偏亢,克伐中土,以致痰浊阻络的胸痹患者,可加三七粉或降脂散配合治疗。

案例:肖某,女,50 岁,退休工人。

主诉:头晕而痛,胸闷反复已 2 年,伴见咽干口燥,睡眠欠佳,腰酸膝软,大便干燥。

查体:面色潮红,舌质偏红,苔薄白,脉弦细而数。血压 21/12 kPa,血胆固醇 8.3 mmol/L。

诊断:高血压病。

中医辨证：眩晕（肝肾型）。

治疗：经本型方案治疗 1 个月。观察结果，临床症状改善，血压 20～20.5/10.7～11.2 kPa，而胆固醇降至 6.5 mmol/L。

（三）瘀滞型

症状：头晕而麻，肢端酸麻，胸部闷痛或刺痛，舌质青紫，舌下瘀筋Ⅱ°以上，脉弦细或涩。

辨证：本型多因劳伤过度，心肾不足，推动血液循行失调，或瘀凝内阻，以致出现气滞血瘀的头麻、胸痛、舌青紫、舌下瘀筋等症状改变。

治法：行气活血，补气温阳。

方药：黄芪、桂枝、白术、归尾、丹参、三七粉、肉苁蓉、菟丝子、淫羊藿等。若见形寒肢冷，大便溏薄，甚至肢肿者，可加制附子、干姜、肉桂粉等温阳利水。

案例：陈某，男，49 岁。

主诉：胸前疼痛，肢端麻木，历时 2 年有余，近 3 日来逐渐加剧，伴腰酸膝软。

查体：舌质紫暗，舌下静脉（舌下瘀筋）Ⅲ°迂曲，苔白，爪甲微青。实验室检查：胆固醇9.8 mmol/L，心电图提示：心肌供血不足。

诊断：冠心病心绞痛，高胆固醇血症。

辨证：瘀滞型。

处方：按本型方案治疗 3 周，临床症状改善，心电图部分改善，血清胆固醇降至 6.2 mmol/L。

第五节　高血压病中医辨证与治疗

高血压病，系指原发性高血压，本病可能由于中枢神经系统和内分泌功能紊乱引起动脉压升高，常见有头晕、头胀、头痛、失眠和四肢麻木等表现。往往可伴有心（血管）、脑、肾等脏器的病理损害，甚至可发展为脑血管意外。高血压病属于中医的眩晕、头痛及中风病证等范畴。

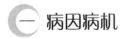 **病因病机**

情志所伤，忧思烦怒，以致肝气郁结，郁久化火，火性上炎；饮食不节，膏粱厚味，或饮酒过度损伤脾胃，脾失健运，聚湿生痰，痰湿中阻，清浊失调；或痰郁化火，上扰清窍；劳累过度或年老体衰，肾阴亏损，肝失所养，肝阴不足，肝阳偏亢；劳损过

度,肾精亏损,阴损及阳,阴阳两虚。

二 辨证与治法

（一）辨证分型

1. 肝火型

症状:眩晕头痛,面部潮红,目赤口苦,烦躁不寐,溲赤便秘,舌红,苔黄,脉弦。

辨证:肝郁化火,木火偏盛,上冒巅顶,故发眩晕头痛,火盛而升,则见面红,目赤,舌红,苔黄,阳升火动则见烦躁不寐。

治法:清泄肝火。

方药:龙胆泻肝汤加减。方中用龙胆草、丹皮、栀子、黄芩以泄火,用生地、槐花、钩藤、大黄凉肝通腑。

2. 痰湿型

症状:眩晕,头重,胸闷恶心,食少多寐,苔白腻,脉濡滑。

辨证:痰湿蒙蔽,清阳失振,痰湿中阻,气机不利,故胸闷恶心,脾湿失运,则食少多寐,苔白腻,脉濡滑乃痰湿内蕴所致。

治法:燥湿祛痰,健脾和胃。

方药:半夏白术天麻汤加减。半夏、陈皮、茯苓、甘草化湿祛痰,白术健脾,天麻息风,苏叶梗、川连、代赭石等和胃镇逆。

3. 阳亢型

主症:眩晕,头痛,口苦口干,耳鸣少寐,性急易怒,舌红,苔薄白,脉弦数。

病机:急躁发怒,肝阳上亢,上冲头顶,故发眩晕而痛;肝火旺,胆火上升则口苦耳鸣,少寐。

治法:平肝潜阳,清火息风。

方药:天麻钩藤汤加减。方中天麻、钩藤、石决明以平肝潜阳,黄芩、栀子清肝火,夏枯草、菊花泄肝祛风,夜交藤、合欢皮安心神,加用龙骨、牡蛎、珍珠母以镇肝息风。

4. 阴阳两虚型

主症:眩晕神疲,腰膝酸软,耳鸣,五心烦热,舌淡,脉弦细。

病机:肾精不足,不能上充于脑,故眩晕神疲,腰酸膝软,耳鸣,偏阴虚,阴虚内热,故易五心烦热,舌红,脉弦细;偏阳虚,阳虚生寒,故四肢不温,舌淡,脉沉细。

治法:育阴助阳。

方药:取二仙汤为主(仙茅、仙灵脾、巴戟天、黄柏、知母、当归)。偏阴虚可加用左归丸,阴虚内热明显者五心烦热,舌质红,脉弦细数可酌加鳖甲、生地、知母、黄柏等滋阴清热药。偏阳虚者,采用右归丸,以补肾助阳,方中熟地、山茱萸、杜仲为补肾主药,附子、肉桂、鹿角胶以益火助阳。

　　临床上若浮阳而见眩晕较甚者,均可加龙骨、牡蛎、磁石、代赭石等以潜阳。

　　上述系高血压病中医分型与治疗的常见类型。近年来临床采用温阳化痰治疗阳虚瘀血型高血压患者,取得较好疗效。现将治疗方法与疗效分析如下。

(二) 治疗方法

　　方药组成:漂附子 3～9 g,党参、白术、补骨脂、仙灵脾各 9 g,制川乌、草乌各 3 g,丹参、淮牛膝各 9～15 g,全蝎 2～4 只,生牡蛎、生龙骨各 15～30 g,小蓟根15～30 g,以上为基本方,临床随症加减。

　　服法:每日 1 剂,水煎,分 2～3 次服。

三　疗效标准

(一) 降压疗效标准

　　1. 显效　舒张压下降 2.7 kPa 以上并达到正常者;或虽未降至正常,但已下降 4.0 kPa 以上者。

　　2. 改善　符合下列三项之一者:① 舒张压降至正常者,并较治疗前下降1.3～2.5 kPa。② 舒张压较治疗前下降 1.3～2.5 kPa,但未达到正常,而收缩压较治疗前下降 4.0 kPa 以上。

(二) 症状疗效标准

　　1. 显效　主要症状消失或大部分消失。
　　2. 改善　主要症状明显好转。
　　3. 无效　未达到以上标准者。

四　一般资料

　　本文 26 例阳虚瘀血型高血压患者均为门诊病例。年龄 31～45 岁 11 例,16～55 岁 9 例,56～65 岁 6 例,病程在半年以内者 12 例,1 年者 9 例,2 年以上者 5 例,其中男性 18 例,女性 8 例,高血压合并冠心病者 3 例。

五 临床资料分析

（一）治疗前后症状变化情况

26 例患者均有不同程度的阳虚或虚阳上扰，或瘀血等证候表现，其中有形寒肢冷，头痛定处，眩晕乏力，肢端麻木，脘腹胀闷，胸部闷痛，腰酸膝软，大便溏薄，下肢浮肿等症。用温阳化瘀之法治疗后，其结果各症状消失者占 68.50%，大部分减轻者占 21.20%，有效率 89.1%，无效者为 10.3%。

（二）治疗前后舌象变化

本文 26 例患者，用温阳化瘀药后，舌质转为正常者 21 例，17 例暗晦舌质绛者为 11 例，对舌体胖嫩者略有改善，但齿印未见改变，而薄腻苔全部消退。5 例少苔者中有 2 例转正常苔，但薄黄腻苔未见改善。说明本证型确有阳虚寒湿内生，虚阳上扰及其气血运行不畅的血瘀之象，故采用温阳化瘀药后能使阳复，寒散，湿化，气血畅通。对黄腻苔未能改善，这与温阳药有关。

（三）治疗前后脉象变化分析

26 例患者，出现病脉者 21 例，其中：脉沉细者 12 例，弦细者 2 例，数而无力者 1 例，结代脉者 2 例。治疗后沉而无力者绝大多数转为缓脉，2 例数而无力者转为常脉，结代脉者 1 例消失。主要病脉以沉、迟、细、结、代等为主。说明本证型系阳气虚弱，鼓动气血无权所致，因此，提示阳虚瘀血等证型的病脉采用温阳化瘀药治疗有转常脉之功。

（四）降压疗效及治疗前后降压比值

本文 26 例，除 6 例无效外余者均有见效，其中：显效者 9 例，改善者 11 例，总有效率为 79.9%。治疗前后血压下降平均值比较见表 1。

表 1 治疗前后血压改变情况

	治疗前平均值	治疗后平均值	血压下降值	T	P
收缩压(kPa)	21.89	20.40	1.53 ± 1.18	6.427	$P<0.01$
舒张压(kPa)	14.42	10.81	2.50 ± 1.53	5.003	$P<0.01$

由表 1 可知收缩压(kPa)治疗前后的平均值从 21.89 kPa 下降为 20.40 kPa,而舒张压治疗前后的平均值由 14.42 kPa 下降为 10.81 kPa。经统计学处理,两者 P 值均为 0.01。说明温阳化瘀药物对血压的下降和稳定有一定的作用。

 典型病例

林某,女,16 岁,已婚,1981 年 9 月 25 日就诊。

病史:患病年余,形寒肢冷,头晕而痛,肢体麻木,心悸不寐,近 3 个月来加剧,舌质淡而晦暗,苔薄腻,脉沉细,血压 19.95/13.03 kPa。

诊断:高血压病(阳虚瘀血型)。

治则:温阳化瘀,潜阳安神。

处方:漂附子、淫阳藿、丹参、赤芍、槐花、白术、茯苓各 9 g,酸枣仁、生龙骨、牡蛎、淮牛膝各 15 g,3 剂。

二诊:药后形寒头晕改善,头晕心悸已瘥,但肢体麻木未减,舌仍淡,苔转薄白,脉沉细,血压 18.62/11.70 kPa。宗原方加川乌、草乌各 3 g,党参 9 g,连服 5 剂。

三诊:药后诸证消失,舌淡红,脉缓。血压 18.62/10.64 kPa,续服 5 剂,以资巩固。

按语:询其病史,病发阳虚。《内经》曰:"治病必求于本"。本者阳虚也,阳虚则寒盛湿聚,阳气不达四肢则形寒肢冷。"阳虚血必滞",麻木血行不畅也,虚阳上扰清窍故头晕而痛,心气不足则神不守舍,故心悸不寐。苔白腻而晦暗,脉沉细为阳,虚寒湿内盛,气虚血少之故,所以温阳益气之药治之使阳复气充,气血畅流寒湿得化,虚阳内潜而诸恙告愈使然。

七 **结语**

(一) 阳虚瘀血型高血压病的发病机制

正如《素问·调经论》云:"阳虚则外寒"。清代王清任指出:"阳虚血必滞",景岳强调:"无虚不作眩,当以治虚为主"。近代蒲辅周指出:"头晕血压高,脉沉、迟、细,舌不红等,为阳虚湿生之证,治宜温阳理湿,若用苦寒清热之剂,则更损其真阳致使阴阳更失平衡",故本文 26 例高血压患者,均见阳虚兼瘀血之证,笔者立温阳祛瘀法治疗本证型,疗效尚满意。

(二) 温阳化瘀法

系用温阳益气,潜阳化瘀药物组成,如附子、党参、白术、川乌、草乌为温阳益气,散寒祛湿。李时珍在《本草纲目》中论乌头曰:"助阳退阴,功同附子而稍缓。"据现代研究草乌可减缓血液循环之速率。佐补骨脂、仙灵脾补益肝肾。丹参、全蝎为活血化瘀之品,据朱良春《虫类药的应用记载》曰:"全蝎能对抗肾上腺素的升压作用,故能降低血压。"明代《本草经疏》论:"牛膝味苦,酸平无毒,能补,性善下行故入人肝肾……""犹云能通气滞血凝也"。而生牡蛎、生龙骨为常用潜镇虚阳之品。小蓟根味甘,温,无毒,养肝补血,正如宋代《大明诸本草论》:"有补虚之损。"近代学者认为该品有降压之效。综上所述,本方具有温阳化瘀之功效。

第六节 咳喘证治

咳喘,是咳嗽、喘息并见的病症,临床上屡见不鲜,一年四季皆有,但冬初多见。本证候与外感、饮食、情志以及劳倦等因素有关。急性期多为外邪袭肺,痰浊型,慢性期以虚证为主,呈现肺、脾、肾脏腑虚损。治须辨明寒热虚实,兹将分型与施治叙述如下。

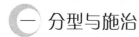

一 分型与施治

(一) 实证

1. 热型 多因外感风热,或感寒郁久化热,灼津成痰,阻塞气机所致。

主症:热重寒轻,咳嗽痰黄,黏稠难咯,呼吸急促,口渴喜饮,舌红,苔黄或燥,脉滑数。

治法:清热宣肺,化痰平喘。常用药物桑白皮、半边莲、生石膏、全瓜蒌各15 g,鱼腥草、合欢皮各30 g,葶苈子12 g,生甘草3 g。加减法:① 咽红痛或便秘尿赤者,加牛黄解毒片4～6片,每日2～3次,开水送服。② 寒偏重,咳喘痰稀,骨节酸痛者,去半边莲、鱼腥草,加蜜麻黄、杏仁、地龙干等。

2. 寒型 多因外感风寒,引动内饮,痰饮阻肺,肃降失司所致。

主症:咳喘痰稀,胸中满闷,恶风恶寒,舌淡,苔白滑,脉浮滑。

治法:温肺散寒,祛痰定喘。常用药物麻黄、细辛各5 g,防风、半夏、五味子(打)、苏子、陈皮、苍耳子、白芥子各9 g,桃仁12 g,合欢皮15 g,甘草5 g。加减法:① 喘息难平,胸闷较甚,加旋覆花(布包)、枳壳各9 g;② 寒邪化热,痰难咯出者,去苏子、白芥子、细辛、半夏,加百部、黄芩、紫菀等。

3. 痰浊型 多因饮食不节,脾胃受损,运化失职,湿聚成痰,痰浊壅肺所致。

主症:咳喘痰多,色白而黏,胸闷气短,纳食减少,大便溏薄,苔白腻,脉滑。

治法:降气平喘,健脾化痰。常用药物白术、陈皮、半夏、胆南星各9 g,茯苓

15 g,川贝母、五味子各 6 g,桃仁 10 g(打),合欢皮 15 g,甘草 3 g。加减法:① 痰减喘平,但纳少神疲,四肢乏力者,去胆南星、桃仁,加党参、淮山药各 15 g;② 痰浊化热,症见痰黄难咯,苔黄脉滑数,去白术、茯苓、南星、半夏,加桑白皮、黄芩、瓜蒌、鱼腥草等。

(二)虚证

咳喘日久,耗伤气阴,临床常见有气阴两虚,脾肾俱虚。

1. 气阴不足　系久咳伤肺,肺阴亏耗,气阴不足,气失所主而致。

主症:喘促短气,咯痰色白,口干咽燥,舌质偏红,苔少,脉细数无力。

治法:益气润肺,止咳平喘。常用药物:太子参 24 g,五味子(打)、紫菀、款冬花、麦门冬各 9 g,沙参、桑白皮各 15 g,川贝母 6 g,沉香 5 g(后入),甘草 3 g。加减法:① 喘而咽干,神疲,少苔者临睡前以西洋参 3～4 片,冰糖少许,冲开水 50 毫升饮之;② 痰少喘平者,用太子参 30 g,百合、熟地各 15 g,五味子 3 g,水煎代茶,以益气补肾佐之;③ 用黄芪 30 g,大枣 15 g,炖猪肺,盐少许,服之可增强正气。

2. 脾肾俱虚　多数因脾虚失运,聚湿成痰,久病伤肾,命门火衰,气失摄纳所致。

主症:咳喘痰多,动则喘甚,面浮肢冷,夜尿频数,舌淡胖,苔薄腻,脉沉滑或细。

治法:温肾健脾,化痰平喘。常用药物漂附子、补骨脂、半夏、陈皮、制南星各 9 g,葶苈子、黄芪、桑白皮各 15 g,当归、桃仁各 6 g(打),沉香 5 g(后入),肉桂粉 1.5 g(冲服)。

二 病案举例

赵某,44 岁,学生,于 1981 年 9 月 3 日就诊。

病史:患者自幼经常咳嗽,近 3 年咳则喘促,前受凉咳喘又发,呼吸气促,咳嗽频醒,曾在某医院诊为慢性喘息性支气管炎,用氨茶碱、庆大霉素、地塞米松、非那根(盐酸异丙嗪片)等西药治疗,症状时轻时重。刻诊:咳喘并作,痰微黄难咯出,舌晦暗,苔黄腻,舌下瘀筋,脉弦滑而数。查体:体温 38.1℃,心率 100 次/分,双肺可闻及干湿性啰音。

辨证:肺热痰扰,肃降失常。

治则:清热化痰,宣肺平喘。

处方:射干、百部、桃仁、黄芩、苍耳子各 6 g,桑白皮、半边莲、鱼腥草、合欢皮各 15 g,葶苈子 12 g,甘草 3 g,每日 2 剂,24 小时分 4 次服。

二诊:1981 年 9 月 5 日,咳喘减半,体温正常(36.8℃),大便燥,苔微黄,脉滑略数。照上方再服 2 天,每日 1 剂,另配服牛黄解毒片 3 片,每日 2 次。

三诊:1981 年 9 月 7 日,咳止喘平,痰量减少,大便自调,双肺啰音消失,舌质略紫,苔薄白,脉细缓。治以培补脾胃,佐以化瘀。处方:党参、熟地、淮山药各 10 g,茯苓、白术各 6 g,补骨脂、桃仁、苍耳子、炙甘草各 6 g,连服 10 剂。随访 4 个月,喘咳无发。

 体会

(一) 宗先辈"病多由痰作祟"

临床各型咳喘与痰密切相关,因此治疗必须重视化痰,治痰之法可循热痰清之,湿痰燥之,风痰散之,郁痰开之,顽痰软之,食痰消之。肺虚有痰者,以益肺以输布津液;脾虚有痰者,宜健脾以化其痰湿;肾虚有痰者,宜补肾以引其下行为治则。

(二) 咳喘初起,应当"因势利导"

一般不用收涩药,若咳喘日久,邪势渐消而肺气已伤,又当酌加敛肺收涩之品。

(三) 咳喘用药

麻黄用量宜 6～9 g,儿童减半,若药量过轻则无效,因咳喘之症,为邪遏于肺,非适宜之量则邪不外解而肺气不得宣降也。本证病情缠绵,久病入络,络脉瘀阻,故取桃仁辛润通络,以增强除痰之功;五味子有平喘之效,其性酸咸温,捣碎入药味辛,辛可散,酸可收,辛酸相济,一防耗气,二则避免留邪之弊。对热型咳喘,症见痰中带血丝者,可酌加白贝珍珠粉(自拟方:人中白、川贝母各 9 g,珍珠粉 5 g),日服 3～4 次,每次 1 g,开水送服。或侧贝散(侧柏叶、川贝母等量研末),每次 1.5～3 g,每日 3 次,开水送服。倘若阳气虚弱者,症见面浮肢冷,咳喘频作,加附子、葶苈子、肉桂以温肾利水,化痰定喘。在咳喘缓解期重健脾益肾,可加黄芪、党参、黄精、五味子等,以增强机体抵抗力。

第三章 脾胃病诊疗常规

第一节 消化性溃疡(胃疡病)诊疗常规

 诊断

(一)疾病诊断

1. 中医诊断标准 参照中华中医药学会脾胃病分会消化性溃疡中医诊疗共识意见(2009 年)。

主要症状:胃脘痛(胀痛、刺痛、隐痛、剧痛及喜按、拒按)、脘腹胀满、嘈杂泛酸、善叹息、嗳气频繁、纳呆食少、口干口苦、大便干燥。

次要症状:性急易怒、畏寒肢冷、头晕或肢倦、泛吐清水、便溏腹泻、烦躁易怒、便秘、喜冷饮、失眠多梦、手足心热、小便淡黄。

具备主症 2 项加次症 1 项,或主症第 1 项加次症 2 项即可诊断。

2. 西医诊断标准 参照消化性溃疡病诊断与治疗规范建议(2008 年,黄山)

(1)慢性病程,周期性发作,节律性中上腹痛伴反酸者。

(2)伴有上消化道出血、穿孔史或现症者。

(3)胃镜证明消化性溃疡。

(4)X 线钡餐检查证明是消化性溃疡。

(二)疾病分期

A_1 期:溃疡呈圆形或椭圆形,中心覆盖厚白苔,可伴有渗出或血痂,周围潮红,充血水肿明显。

A_2 期:溃疡覆盖黄色或白色苔,无出血,周围充血水肿减轻。

H_1 期:溃疡处于愈合中期,周围充血、水肿消失,溃疡苔变薄、消退,伴有新生毛细血管。

H$_2$ 期：溃疡继续变浅、变小，周围黏膜皱襞向溃疡集中。

S$_1$ 期：溃疡白苔消失，呈现红色新生黏膜，称红色瘢痕期。

S$_2$ 期：溃疡的新生黏膜由红色转为白色，有时不易与周围黏膜区别，称白色瘢痕期。

（三）证候诊断

1. 肝胃不和证　胃脘胀痛，窜及两胁，善叹息，遇情志不遂胃痛加重，嗳气频繁，口苦，性急易怒，嘈杂泛酸，舌质淡红，苔薄白或薄黄，脉弦。

2. 脾胃气虚证　胃脘隐痛，腹胀纳少，食后尤甚，大便溏薄，肢体倦怠，少气懒言，面色萎黄，消瘦，色淡苔白，脉缓弱。

3. 脾胃虚寒证　胃脘隐痛，喜暖喜按，空腹痛重，得食痛减，纳呆食少，畏寒肢冷，头晕或肢倦，泛吐清水，便溏腹泻，舌质胖，边有齿痕，苔薄白，脉沉细或迟。

4. 肝胃郁热证　胃脘痛势急迫，有灼热感，口干口苦，吞酸嘈杂，烦躁易怒，便秘，喜冷饮，舌质红，苔黄或苔腐或苔腻，脉弦数或脉弦。

5. 胃阴不足证　胃脘隐痛或灼痛，似饥而不欲食，口干不欲饮，口干舌燥，纳呆干呕，失眠多梦，手足心热，大便干燥，脉细数，舌红少津裂纹、少苔、无苔或剥苔。

6. 脾胃湿热证　脘腹闷痛，食少纳呆，口干口苦，身重困倦，小便短黄，恶心欲呕，舌质红，苔黄腻，脉滑或数。

7. 脾虚湿热证　胃脘闷痛，痛处固定，喜暖喜按，神疲乏力，痞满纳差，舌质淡或红，舌质紫暗，边有齿痕，苔黄腻，脉细滑数。

二 治疗方案

（一）辨证选择中药汤剂、中成药

1. 肝胃不和证

治则：疏肝理气。

（1）方药：柴胡疏肝散加减。柴胡 10 g，陈皮 10 g，白芍 15 g，枳壳 10 g，海螵蛸 20 g，麦芽 10 g，三七粉 10 g（冲服），香附 10 g，佛手 10 g，延胡索 15 g，甘草 6 g。

（2）中成药：气滞胃痛颗粒 1 包，每日 3 次；胃苏冲剂 1 包，每日 3 次，复方田七胃痛胶囊 4 粒，每日 3 次。

2. 脾胃气虚证

治则：健脾益气。

（1）方药：四君子汤加减。党参 20 g，白术 10 g，茯苓 15 g，厚朴 10 g，木香

10 g,砂仁 6 g,三七粉 10 g(冲服),海螵蛸 15 g,炙甘草 6 g。

(2) 中成药口服:香砂六君丸 6 g,每日 3 次。

(3) 中成药静滴:黄芪注射液 20 mL＋5％葡萄粒溶液(GS)[或 0.9％Nall 溶液(NS)]500 mL,静脉滴注,每日 1 次。或参麦注射液 50 mL＋5％GS(或 0.9％NS)100 mL,静脉滴注,每日 1 次。

3. 脾胃虚寒证

治则:温中健脾。

(1) 方药:黄芪建中汤加减。黄芪 20 g,党参 20 g,白芍 15 g,白术 10 g,陈皮 10 g,干姜 10 g,白及 15 g,三七粉 10 g(冲服),茯苓 15 g,大枣 10 g,饴糖 10 g,甘草 6 g。

(2) 中成药口服:附子理中片 6～8 片,每日 3 次。

(3) 中成药静滴:参附注射液 20 mL＋5％GS(或 0.9％NS)100 mL,静脉滴注,每日 1 次。或黄芪注射液 20 mL＋5％GS(或 0.9％NS)500 mL,静脉滴注,每日 1 次。

4. 肝胃郁热证

治则:疏肝泄热。

(1) 方药:化肝煎加减。栀子 10 g,丹皮 10 g,青皮 10 g,陈皮 10 g,浙贝母 10 g,黄连 6 g,海螵蛸 15 g,白及 10 g,三七粉 10 g,茯苓 15 g,甘草 6 g。

(2) 中成药口服:丹栀逍遥丸 6 g,每日 3 次。

(3) 中成药静滴:热毒宁 20 mL＋5％GS(或 NS)250 mL,静脉滴注,每日 1 次。

5. 胃阴不足证

治法:养阴益胃。

(1) 方药:益胃汤加减。沙参 10 g,麦冬 10 g,白及 10 g,三七粉 10 g,生地 10 g,佛手 10 g,玉竹 10 g,白芍 15 g,百合 10 g,甘草 6 g。

(2) 中成药口服:胃乐宁 1 粒,每日 3 次。

(3) 中成药静滴:生脉注射液 20 mL＋5％GS(或 0.9％NS)500 mL,静脉点滴,每日 1 次;或参麦注射液 50 mL＋5％GS(或 0.9％NS)100 mL,静脉点滴,每日 1 次。

6. 脾胃湿热证

治则:清热化湿,和中醒脾。

(1) 方药:黄连温胆汤加减。黄连 6 g,半夏 10 g,陈皮 10 g,茯苓 15 g,枳壳 10 g,竹茹 10 g,黄芩 10 g,滑石 10 g,大腹皮 10 g。

(2) 中成药静滴:热毒宁 20 mL＋5％GS(或 NS)250 mL,静脉滴注,每日 1 次。

7. 脾虚湿热证

治法:健脾益气,清热化湿。

（1）方药：胃萎方加减。黄芪 15 g，炒白术 10 g，白及 10 g，枳实 10 g，鸡内金 10 g，薏苡仁 30 g，威灵仙 15 g，白花蛇舌草 30 g，红藤 30 g，蒲公英 30 g，甘草 6 g。

（2）中成药口服：荆花胃康胶丸 2 粒，每日 3 次。

（3）中成药静滴：黄芪注射液 20 mL＋5％GS（或 0.9％NS）500 mL，静脉滴注，每日 1 次；或参麦注射液 50 mL＋5％GS（或 0.9％NS）100 mL，静脉滴注，每日 1 次；和热毒宁 20 mL＋5％GS（或 NS）250 mL，静脉滴注，每日 1 次；和复方丹参针 20 mL＋5％GS（或 0.9％NS）250 mL，静脉滴注，每日 1 次。

（二）针灸治疗

1. 肝胃不和证　选穴：中脘、内关、足三里、阳陵泉、合谷、太冲。针刺手法以泄法为主，重在泄肝气以和胃气。对于足三里选为佐助之穴，采用补脾以扶助胃气。以上腧穴可以交替针刺。

2. 脾胃气虚证　选穴：中脘、内关、足三里、脾俞、胃俞。针刺手法以补益为主。以上腧穴可以交替针刺。

3. 脾胃虚寒证　选穴：足三里、血海、关元、天枢、里内庭、脾俞、章门。针刺手法以补益为主。以上腧穴可以交替针刺。

4. 肝胃郁热证　选穴：选内关、中脘、足三里、阴陵泉、上巨虚、太冲、内庭等穴，针刺用泻法。以上腧穴可以交替针刺。

5. 胃阴不足证　选穴：选脾俞、胃俞、中脘、内关、足三里、三阴交、太溪等穴，针刺用补法。以上腧穴可以交替针刺。

6. 脾胃湿热证　选穴：足三里、厉兑、内庭、阴陵泉、胃俞、脾俞。

7. 脾虚湿热证　选穴：中脘、内关、足三里、脾俞、胃俞、厉兑、内庭、阴陵泉、丰隆、公孙、隐白、血海。

临床可根据具体情况，选用多功能艾灸仪、智能通络治疗仪等治疗。

（三）中药穴位贴敷

1. 中医穴位贴敷　分为寒、热两个证型，在治疗过程中均可以取中脘、上脘、胃俞、脾俞、足三里 5 个穴位进行中药穴位贴敷。

（1）寒证：吴茱萸、小茴香、细辛、冰片。

（2）热证：黄连、黄芩、乳香、没药、冰片。

使用方法：根据辨证论治，分别选用上述各组药物，加适量凡士林调成糊状，置于无菌纺纱中，贴敷于穴位，胶布固定。

2. 中成药穴位贴敷　可选用奇正消痛贴、胃痛贴、延胡索止痛贴、暖脐膏等取中脘、上脘、胃俞、脾俞、足三里 5 穴进行中药穴位贴敷。

（四）热敏灸疗法

热敏穴位以腹部、背部及小腿外侧为热敏穴位高发区，多出现在中脘、肝俞、脾俞、阳陵泉、足三里等区域。每次选取上述 1～2 组穴位，每天 1 次，10 次为 1 个疗程，每次治疗以灸感消失为度，疗程间隔休息 2～5 天，共 2～3 个疗程。临床可根据具体情况，选用多功能艾灸仪、智能通络治疗仪等治疗。

（五）其他治疗

根据临床具体情况，可选用胃镜下喷洒三七、白及粉。

（六）护理

1. 饮食调护
（1）少量多餐定时定量。
（2）避免辛辣刺激性饮食。禁忌肥甘厚味；禁忌过食辛、酸及易产酸食物；禁忌易阻气机食物等；禁忌寒凉生冷食物等；禁忌坚硬的食物。
（3）选择细软易消化食物。
2. 心理调护 针对溃疡患者采取有针对性的心理、社会文化的护理。通过下棋、看报、听音乐等消除紧张感，还可配合性格训练，如精神放松法、呼吸控制训练法、气功松弛法等，减少或防止溃疡的发生。告知患者情绪反应与溃疡的发展及转归密切相关，提高患者情绪的自我调控能力及心理应急能力；全面客观地认识溃疡病；告诫患者重视不良行为的纠正。
3. 健康教育
（1）去除诱因：去除溃疡病发生的诱因，如饥饱不调、烟酒及辛辣饮食刺激、过度劳累及精神抑郁、焦虑，滥用药物等。嘱溃疡病患者生活、饮食要有规律，劳逸要结合得当，保证睡眠充足。
（2）出院指导：出院时，嘱患者停药后 1 个月务必回院复查。避免使用致溃疡病药物，如皮质类固醇激素、非甾体类药物；出院后仍要注意休息，做到起居有常，劳逸结合，避免寒冷和情志刺激，谨遵饮食宜忌。

三 疗效评价

参照中华中医药学会脾胃病分会消化性溃疡中医诊疗共识意见（2009 年）和

中药新药临床研究指导原则。

（一）主要症状疗效评价标准

按症状轻重分为 4 级（0、Ⅰ、Ⅱ、Ⅲ），积分分别为 0 分、1 分、2 分、3 分。
主要症状的记录与评价。
评定标准：① 临床痊愈：原有症状消失；② 显效：原有症状改善 2 级者；③ 有效：原有症状改善 1 级者；④ 无效：原有症状无改善或原症状加重。

（二）证候疗效评定标准

采用尼莫地平法计算。疗效指数＝（治疗前积分－治疗后积分）/治疗前积分×100％
1. 临床痊愈　主要症状、体征消失或基本消失，疗效指数≥95％。
2. 显效　主要症状、体征明显改善，70％≤疗效指数＜95％。
3. 有效　主要症状、体征明显好转，30％≤疗效指数＜70％。
4. 无效　主要症状、体征无明显改善，甚或加重，疗效指数＜30％。

（三）胃镜下疗效评定标准

1. 临床痊愈　溃疡瘢痕愈合或无痕迹愈合。
2. 显效　溃疡达愈合期（H_2期），或减轻 2 个级别。
3. 有效　溃疡达愈合期（H_1期），或减轻 1 个级别。
4. 无效　内镜无好转者或溃疡面积缩小小于 50％。

四 难点分析

1. 根除 HP　效果不理想：幽门螺杆菌（HP）是胃疡病（消化性溃疡）发生的重要致病因子，和活动性胃炎有明确关系。西药根除 HP 虽有较好的疗效，但随着抗生素的广泛应用，耐药菌株在逐年增加，而且副反应大，患者依从性差。但是，单纯依靠中药治疗 HP 感染疗效还不够理想。
2. 胃疡病（消化性溃疡）　缓解容易根治难，易复发。

第二节　上消化道出血(血证)诊疗常规

胃、肠脉络受损或失固,血随胃气上逆故见吐血,血液随大便而下则见便血。可见于上消化道出血。

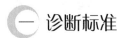 诊断标准

(一) 疾病诊断

1. 中医诊断标准　(参照新世纪《中医内科学》2004 年)

(1) 血随胃气上逆,可见吐血鲜红或咖啡样;血液随大便而下,或血与粪便夹杂,或单纯便血,出血量大时大便颜色可偏红,出血量少时可表现为解黑便。

(2) 可伴有腹痛,出血量多者可出现头晕,心悸气短,汗出肢冷,甚则晕厥。

2. 西医诊断标准　(参照第 12 版《实用内科学》2005 年)

(1) 呕血或黑便;

(2) 失血性周围循环衰竭;

(3) 贫血和血象变化;

(4) 发热;

(5) 氮质血症;

(6) 经胃镜检查证实为上消化道病变所致的出血(食管、胃、十二指肠、胆道、胰腺)。

(1)、(6)项为必备项目,其余各项为辅助诊断项目。

(二) 证候诊断

1. 吐血

(1) 胃热壅盛证

主症:脘腹胀满,甚至作痛,吐血色红或紫暗,常夹食物残渣,口臭,便秘,大便色黑。

舌脉:舌红,苔黄腻,脉滑数。

(2) 肝火犯胃证

主症:吐血色红或紫暗,口苦胁痛,心烦易怒,寐少梦多。

舌脉:舌红绛,脉弦数。

（3）气虚不摄证

主症：吐血缠绵不止，时轻时重，血色暗淡，神疲乏力，气短声低，面色苍白。

舌脉：舌淡，苔白，脉细。

（4）脾虚湿热证

主症：吐血色红或紫暗，脘腹胀痛，倦怠乏力，口干口苦，小便淡黄。

舌脉：舌淡红，苔黄腻，脉细滑。

2. 便血

（1）肠道湿热证

主症：便血色红，大便不畅或稀溏，或有腹痛，口苦。

舌脉：舌红，苔黄腻，脉濡数。

（2）气虚不摄证

主症：便血紫暗或色黑如柏油样，脘腹隐痛，食少便溏，面色少华，神倦懒言。

舌脉：舌淡，苔白，脉细。

（3）脾胃虚寒证

主症：便血紫暗或色黑如柏油样，脘腹隐痛，喜按喜暖，畏寒肢冷，食少便溏，面色少华，神倦懒言。

舌脉：舌淡，苔白，脉细弱。

（4）脾虚湿热证

主症：便血色暗红或紫黑，便解不畅或稀溏，脘腹胀痛，倦怠乏力，小便淡黄。

舌脉：舌淡红，苔黄腻，脉细滑。

二 入院标准

符合诊断标准的中医辨证者，均可收住院治疗。

三 检查项目

一般体检项目：血常规、尿常规、便常规化验，血型、凝血四项、心功能、肝功能、肾功能检查，胃镜检查，幽门螺杆菌（HP）检查。

四 治疗方案

（1）慎起居，适寒温，怡情怀，节饮食。

（2）饮食治疗：暂禁食或清淡流质饮食，忌食辛辣、油腻之品。

（3）药物治疗：采用中医中药治疗为主，配合中药及西药针剂静滴。

（一）吐血

1. 胃热壅盛证

治法：清热泻火，凉血止血

（1）药物治疗

1）方药：泻心汤合十灰散加减。大黄 10 g，黄芩 12 g，黄连 12 g，栀子炭 15 g，知母 10 g，茜草 10 g，大蓟 15 g，小蓟 15 g，白茅根 30 g，侧柏叶 10 g。

2）中成药口服：五宝止血散，每次 3 g，每日 3 次或云南白药每次 2 粒，每日 3 次。

3）中成药静滴：双黄连 3.0 g＋5％GS（或 0.9％NS）500 mL，静脉滴注，每日 1 次。或热毒宁注射液 20 mL＋5％GS（或 0.9％NS）250 mL，静脉滴注，每日 1 次。

（2）外治法：胃俞、中脘、足三里穴位敷贴。

（3）饮食治疗：饮食宜软易消化，养成细嚼慢咽的饮食习惯，减少对胃的刺激，避免进食肥甘厚腻、盐渍、烟熏、煎炸的食物，平时应戒烟酒。

2. 肝火犯胃

治则：泻肝清胃，凉血止血。

（1）药物治疗

1）方药：龙胆泻肝汤加减。龙胆草 15 g，栀子炭 10 g，黄芩 10 g，柴胡 10 g，生地黄 10 g，车前子 10 g，泽泻 10 g，白茅根 10 g，藕节 10 g，仙鹤草 30 g，茜草 10 g，甘草 3 g。

2）中成药口服：五宝止血散，每次 3 g，每日 3 次或云南白药每次 2 粒，每日 3 次。

（2）外治法：肝俞、内关、胃俞、中脘、足三里穴位敷贴。耳穴埋豆贴肝（耳甲庭后下部）、胃（耳轮角消失处）、脾（耳甲腔的后下方，耳轮脚消失处与轮屏切迹连线的中点）、神门（三角窝内，对耳轮脚上下脚分叉稍上方）、皮质下（对耳屏内侧面前下方）。

（3）饮食治疗：饮食宜清淡饮食，可适当进食水果。避免过于粗糙、过热的食物，养成细嚼慢咽的饮食习惯，减少对胃的刺激，避免食用盐渍、烟熏、不新鲜的实物。忌食南瓜、芋头、红薯、马铃薯等淀粉类，壅阻气机的食物及辛辣、燥热、肥厚甘腻之品。并指导患者酌情选用以下食疗。

1）麦芽青皮饮：生麦芽 30 g，青皮 10 g，水煮成饮去渣服。

2）砂仁藕粉：砂仁 1.5 g，木香 1 g，研粉，藕粉 30～50 g，白糖适量，开水冲服。

（4）护理

1）安慰患者使其性情开朗，避免精神刺激或情绪激动，善于克制情志，郁怒、悲伤时应注意避免进食。平时应戒烟酒。

2）出血时暂禁食。

3）适当进行锻炼,如气功、慢跑、太极拳等以增强体质。

3. 气虚不摄证

治则：益气摄血。

（1）药物治疗

1）方药：归脾汤加减。黄芪 30 g,当归 6 g,白术 12 g,淮山药 15 g,茯苓 15 g,仙鹤草 30 g,龙眼肉 15 g,三七粉 6 g(分冲),蒲黄炭 10 g,白及 10 g。

2）中成药口服：口服五宝止血散,每次 3 g,每日 3 次或云南白药每次 2 粒,每日 3 次。

3）中成药静滴：黄芪注射液 20 mL＋5％GS(或 0.9％NS)500 mL,静脉滴注,每日 1 次。或生脉注射液 20 mL＋5％GS(或 0.9％NS)500 mL,静脉滴注,每日 1 次。或参麦注射液 50 mL＋5％GS(或 0.9％NS)500 mL,静脉滴注,每日 1 次。

（2）外治法：胃俞、脾俞、中脘、足三里位敷贴,或神灯照射,或艾条灸,每日 2 次,每次 10～20 分钟。

（3）饮食治疗：饮食宜温,少食多餐,平时可选用大枣、莲子、桂圆、羊肉、饮食宜软易消化,避免过于粗糙,或过凉,忌食生冷、烟熏、冰冻食物。并指导患者酌情选用以下食疗。

1）姜糖饮：生姜 3 片,红糖适量,水煎服。

2）姜枣饮：生姜 3 片,法半夏 6 g,红枣 3 个,水煎服。

3）良姜粥：良姜 15 g 为末,粳米 100 g,水 2 000 mL,煎高良姜至 1 500 mL,去渣下米煮粥服。

4）生姜粥：粳米 50 g,生姜 5 片,葱、米醋适量,姜、米共煮,粥将熟时下葱醋,热食之。

5）吴萸粥：吴茱萸末 3 g,葱白 5 寸,粳米 50 g,先煮米成粥,熟,入吴茱萸末及葱,趁热食之。

（4）护理

1）慎起居,适寒温,怡情怀,节饮食。

2）卧床休息,控制剧烈活动,避免劳累。适当进行锻炼,如气功、慢跑、太极拳等以增强体质。

3）中药宜热服。

4）伴呕吐清水者,给服生姜片或糖姜片,或针刺内关、合谷以止呕。

4. 脾虚湿热证

治则：健脾清热,利湿止血。

（1）药物治疗

1）方药：宁血方加减。黄芪 20 g,白术 12 g,山药 15 g,蒲黄炭 10 g(布包),栀子炭 10 g,茯苓 15 g,黄芩 10 g,仙鹤草 15 g,党参 10 g,紫珠草 15 g,三七粉 6 g(分冲),甘草 3 g。

2) 中成药口服:五宝止血散,每次 3 g,每日 3 次或云南白药每次 2 粒,每日 3 次。

3) 中成药静滴:双黄连 3.0＋5％GS(或 0.9％NS)500 mL,静脉滴注,每日 1 次。或热毒宁注射液 20 mL＋5％GS(或 0.9％NS)250 mL,静脉滴注,每日 1 次。和黄芪注射液 20 mL＋5％GS(或 0.9％NS)500 mL,静脉滴注,每日 1 次。

(2) 外治法:胃俞、脾俞、中脘、足三里穴位敷贴;神灯照射或微波照射,每日 2 次,每次 20～30 分钟。

(3) 饮食治疗:饮食宜温,少食多餐,平时可选用大枣、莲子饮食宜软易消化,避免过于粗糙、或过凉,忌食生冷、辛辣燥热的食物。

(4) 护理

1) 加强精神护理,消除恐癌情绪,心情愉快,配合治疗。慎起居,适寒温,怡情怀,节饮食。避免劳累和精神刺激、情绪激动。

2) 有吐血及胃痛或伴剧烈呕吐者须禁食,可配合服田七末、白及粉、云南白药等以止血。待病情缓解后方可进流汁、半流、软食,以少食多餐为原则。适当休息,控制剧烈活动,避免劳累。适当进行锻炼,如气功、慢跑、太极拳等以增强体质。

3) 中药宜温服。

(二) 便血

1. 肠道湿热证

治则:清化湿热,凉血止血。

(1) 药物治疗

1) 方药:地榆散加减。地榆炭 15 g,茜草 10 g,栀子炭 10 g,黄芩 10 g,黄连 5 g,茯苓 10 g,槐花 10 g,白茅根 30 g,侧柏叶 10 g,甘草 3 g。

2) 中成药口服:五宝止血散,每次 3 g,每日 3 次或云南白药每次 2 粒,每日 3 次。

3) 中成药静滴:双黄连 3.0＋5％GS(或 0.9％NS)500 mL,静脉滴注,每日 1 次。或热毒宁注射液 20 mL＋5％GS(或 0.9％NS)250 mL,静脉滴注,每日 1 次。

(2) 外治法:胃俞、中脘、足三里穴位敷贴。

(3) 饮食治疗:饮食宜软易消化,养成细嚼慢咽的饮食习惯,减少对胃的刺激,避免进食肥甘厚腻盐渍、烟熏、煎炸的食物,平时应戒烟酒。指导患者酌情选用以下食疗。

1) 银花莲子粥:银花 15～30 g,莲子肉(不去心)30～50 g,银花煮水去渣后用水煮莲子肉为粥,晨起作早餐食之。

2) 赤小豆山药粥:赤小豆 30～50 g,山药 30～50 g,白糖适量,先煮赤小豆至半熟,放入山药,煮粥。

3) 山药扁豆粥:山药去皮切片 30 g,白扁豆 15 g,白米 30 g,白糖适量,先煮白米,白扁豆,加入山药,煮粥白糖,早晨食用。

4) 百合杏仁赤豆粥:百合 10 g,杏仁 6 g,赤小豆 60 g,煮粥。

(4) 护理

1) 怡情放怀,避免精神刺激或情绪激动,善于克制情绪。

2) 疼痛时适当休息,自上而下按摩胃部,使气顺而痛缓。

3) 适当进行锻炼,如气功、慢跑,太极拳等以增强体质。

2. 气虚不摄证

治则:益气摄血。

(1) 药物治疗

1) 方药:归脾汤加减,黄芪 30 g,当归 6 g,白术 12 g,淮山药 15 g,茯苓 15 g,仙鹤草 30 g,龙眼肉 15 g,三七粉 6 g(分冲),蒲黄炭 10 g,白及 10 g。

2) 中成药口服:五宝止血散,每次 3 g,每日 3 次或云南白药每次 2 粒,每日 3 次。

3) 中成药静滴:黄芪注射液 20 mL+5%GS(或 0.9%NS)500 mL,静脉滴注,每日 1 次。或生脉注射液 20 mL+5%GS(或 0.9%NS)500 mL,静脉滴注,每日 1 次。或参麦注射液 50 mL+5%GS(或 0.9%NS)500 mL,静脉滴注,每日 1 次。

(2) 外治法:纳米穴位敷贴胃俞、脾俞、中脘、足三里,或神灯照射,或艾条灸,每日 2 次,每次 10～20 分钟。

(3) 饮食治疗:饮食宜温,少食多餐,平时可选用大枣、莲子、桂圆、羊肉、饮食宜软易消化,避免过于粗糙、或过凉,忌食生冷、烟熏、冰冻食物。

(4) 护理

1) 慎起居,适寒温,怡情怀,节饮食。

2) 适当休息,宜卧床休息,控制剧烈活动,避免劳累。适当进行锻炼,如气功、慢跑、太极拳等以增强体质。

3) 中药宜热服。

4) 伴呕吐清水者,给服生姜片或糖姜片,或针刺内关、合谷以止呕。

3. 脾胃虚寒证

治则:健脾温中,养血止血。

(1) 药物治疗

1) 方药:黄土汤加减,灶心土 20 g,炮姜 6 g,白术 12 g,附子 10 g(先煎),黄芩 10 g,仙鹤草 30 g,阿胶 10 g(分冲),三七粉 6 g(分冲),蒲黄炭 10 g,熟地黄 20 g。

2) 中成药口服：五宝止血散，每次 3 g，每日 3 次或云南白药每次 2 粒，每日 3 次。

3) 中成药静滴：黄芪注射液 20 mL＋5％GS(或 0.9％NS)500 mL，静脉滴注，每日 1 次。或参附注射液 20 mL＋5％GS(或 0.9％NS)500 mL，静脉滴注，每日 1 次。

(2) 外治法：胃俞、脾俞、中脘、足三里穴位敷贴，或神灯照射，或艾条灸，每日 2 次，每次 10～20 分钟。

(3) 饮食治疗：饮食宜温，少食多餐，平时可选用大枣、莲子、桂圆、羊肉、饮食宜软易消化，避免过于粗糙、或过凉，忌食生冷、烟熏、冰冻食物。指导患者酌情选用以下食疗。

1) 姜糖饮：生姜三片，红糖适量，水煎服。

2) 姜枣饮：生姜三片，法半夏 6 g，红枣 3 个，水煎服。

3) 良姜粥：良姜 15 g 为末，粳米 100 g，水 2 000 mL，煎良姜至 1 500 mL，去渣下米煮粥服。

4) 生姜粥：粳米 50 g，生姜 5 片，葱，米醋适量，姜、米共煮，粥将熟时下葱醋，热食之。

5) 吴萸粥：吴茱萸末 3 g，葱白 5 寸，粳米 50 g，先煮米成粥，熟入吴茱萸末及葱，趁热食之。

(4) 护理

1) 慎起居，适寒温，怡情怀，节饮食。

2) 适当休息，宜卧床休息，控制剧烈活动，避免劳累。适当进行锻炼，如气功、慢跑、太极拳等以增强体质。

3) 中药宜热服。

4) 伴呕吐清水者，给服生姜片或糖姜片，或针刺内关、合谷以止呕。

4. 脾虚湿热证

治则：健脾清热，利湿止血。

(1) 药物治疗

1) 方药：宁血方加减。黄芪 20 g，白术 12 g，山药 15 g，蒲黄炭 10 g(布包)，栀子炭 10 g，茯苓 15 g，黄芩 10 g，仙鹤草 15 g，党参 10 g，紫珠草 15 g，三七粉 6 g(分冲)，甘草 3 g。

2) 中成药口服：五宝止血散，每次 3 g，每日 3 次或云南白药每次 2 粒，每日 3 次。

3) 中成药静滴：双黄连 3.0 g＋5％GS(或 0.9％NS)500 mL，静脉滴注，每日 1 次。或热毒宁注射液 20 mL＋5％GS(或 0.9％NS)250 mL，静脉滴注，每日 1 次。和黄芪注射液 20 mL＋5％GS(或 0.9％NS)500 mL，静脉滴注，每日 1 次。或生脉注射液 20 mL＋5％GS(或 0.9％NS)500 mL，静脉滴注，每日 1 次。或参麦注射液

50 mL+5％GS(或 0.9％NS)500 mL,静脉滴注,每日 1 次。

(2)外治法:胃俞、脾俞、中脘、足三里穴位敷贴;神灯照射或微波照射,每日 2 次,每次 20～30 分钟。

(3)饮食治疗:饮食宜温,少食多餐,平时可选用大枣、莲子饮食宜软易消化,避免过于粗糙、或过凉,忌食生冷、辛辣燥热的食物。

(4)护理

1)加强精神护理,消除恐癌情绪,心情愉快,配合治疗。慎起居,适寒温,怡情怀,节饮食。避免劳累和精神刺激、情绪激动。

2)有吐血及胃痛或伴剧烈呕吐者须禁食,可配合服田七末、白及粉、云南白药等以止血。待病情缓解后方可进流汁、半流、软食,以少食多餐为原则。适当休息,控制剧烈活动,避免劳累。适当进行锻炼,如气功、慢跑,太极拳等以增强体质。

3)中药宜温服。

五　疗效评价

1. **治愈**　吐血或便血控制,临床症状消失,大便隐血试验连续 3 次为阴性。
2. **好转**　吐血或便血量减少,临床症状好转,大便隐血程度减低。
3. **未愈**　吐血或便血及临床症状无改善。

六　疗效要求

治愈率 70％,好转率 20％,未愈率 10％。中医药治疗率＞85％。

七　出院标准

达到临床痊愈或显效标准。

八　住院天数

14～21 天。

九　医疗费用

4 500～5 000 元。

十 出院指导

（1）注意饮食卫生，避免刺激性食物或药物，戒烟酒，饮食有节。

（2）保持精神愉快，避免受凉或过劳。

（3）间隔 3 个月进行胃镜复查。

第三节　溃疡性结肠炎（久痢）诊疗常规

慢性非特异性溃疡性结肠炎是一种原因不明的慢性结肠炎症性病变，主要局限于结肠的黏膜，表现为炎症或溃疡，多累及直肠和乙状结肠，也可遍及整个结肠，呈节段性和弥漫性分布，主要症状有腹痛、腹泻、里急后重、脓血便或血便。我科采用中医中药治疗慢性非特异性溃疡性结肠炎取得良好临床疗效，现就此病种全程管理简介如下。

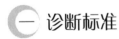

一 诊断标准

（一）疾病诊断

1. 中医诊断标准　参照 2009 年中华中医药学会脾胃病分会"溃疡性结肠炎中医诊疗共识"制定。

（1）有持续或反复发作的腹泻，黏液脓血便，伴有腹痛、里急后重和不同程度的全身症状。

（2）病程较长，多在 4～6 周以上，常持续或反复发作。

（3）发病常与饮食、情志、起居、寒温等诱因有关。

（4）结合结肠镜、钡剂灌肠、结肠黏膜组织学检查结果即可确诊。

2. 西医诊断标准　参照 2012 年中华医学会消化病学分会炎症性肠病学组"中国炎症性肠病诊断治疗规范的共识意见"。

（1）临床表现：有持续或反复发作的腹泻，黏液脓血便伴腹痛、里急后重和不同程度的全身症状。病程多在 4～6 周以上。可有关节、皮肤、眼、口腔及肝胆等肠道外表现。

（2）结肠镜检查：病变多从直肠开始，呈连续性、弥漫性分布。表现为：① 黏膜血管纹理模糊、紊乱或消失、充血、水肿、质脆、出血、脓血性分泌物附着，亦常见黏膜粗糙、呈细颗粒状；② 病变明显处可见弥漫性、多发性糜烂或溃疡；③ 缓解期患者可见结肠袋囊变浅、变钝或消失以及假息肉和桥形黏膜等。

（3）钡剂灌肠检查：① 黏膜粗乱和（或）颗粒样改变；② 肠管边缘呈锯齿状或毛刺样，肠壁有多发性小充盈缺损；③ 肠管短缩，袋囊消失呈铅管样。

（4）黏膜组织学检查：活动期和缓解期有不同表现。

1）活动期：① 固有黏膜内有弥漫性慢性炎性细胞、中性粒细胞、嗜酸粒细胞浸润；② 隐窝内有急性炎性细胞浸润，尤其是上皮细胞间有中性粒细胞浸润及隐窝炎，甚至形成隐窝脓肿，可有脓肿溃入固有膜；③ 隐窝上皮增生，杯状细胞减少；④ 可见黏膜表层糜烂、溃疡形成和肉芽组织增生。

2）缓解期：① 中性粒细胞消失，慢性炎性细胞减少；② 隐窝大小、形态不规则，排列紊乱；③ 腺上皮与黏膜肌层间隙增宽；④ 潘氏细胞（帕内特细胞）化生。

在排除细菌性痢疾、阿米巴痢疾、慢性血吸虫病、肠结核等感染性结肠炎及克罗恩病、缺血性结肠炎、放射性结肠炎等疾病基础上，可按下列标准诊断：具有上述典型临床表现者为临床疑诊，安排进一步检查；同时具备以上条件①和②或③项中任何一项，可拟诊本病；如再加上④项中病理检查的特征性表现，可以确诊；初发病例、临床表现和结肠镜改变均不典型者，暂不诊断 UC，需随访 3～6 个月，观察发作情况；结肠镜检查发现的轻度慢性直、乙状结肠炎不能与 UC 等同，应观察病情变化，认真寻找病因。

（5）分期诊断

完整的诊断应包括疾病的临床类型、严重程度、病情分期、病变范围及并发症。

1）临床类型：可分为初发型、慢性复发型。初发型指无既往史而首次发作；慢性复发型指临床缓解期再次出现症状，临床最常见。

2）严重程度：可分为轻度、中度和重度。轻度：患者每日腹泻 4 次以下，便血轻或无，无发热、脉搏加快或贫血，红细胞沉降率正常；中度：介于轻度和重度之间；重度：腹泻每日 6 次以上，伴明显黏液血便，体温＞37.5℃，脉搏＞90 次/分，血红蛋白（Hb）＜100 g/L，红细胞沉降率（ESR）＞30 mm/h。详见 Truelove 分度表（表 1）和 Sutherland DAI 表（表 2）。

表 1　Truelove 和 Witts UC 分度表 *

项　　目	轻　　度	重　　度
粪便（次/天）	＜4	＞6
便血	轻或无	重
体温（℃）	正常	＞37.5
脉搏（次/分）	正常	＞90
Hb	正常	＜100
ESR（mm/h）	＜30	＞30

* 中度介于轻、重度之间中。

3）病情分期：分为活动期和缓解期。

表 2 Sutherland DAI 表

项 目	计 分			
	0	1	2	3
腹泻	正常	超过正常 1～2 次/天	超过正常 3～4 次/天	超过正常 >5 次/天
出血	无	少许	明显	以血为主
黏膜表现	正常	轻度易脆	中度易脆	重度易脆伴渗出
医师评估病情	正常	轻	中	重

注：总分为各项之和。≤2 分为症状缓解；3～5 分为轻度活动；6～10 分为中度活动；11～12 分为重度活动。

4）病变范围：分为直肠、左半结肠（脾曲以远）、广泛结肠（脾曲以近乃至全结肠）。

5）肠外表现及并发症：肠外可有关节、皮肤、眼部、肝胆等系统受累；并发症可有大出血、穿孔、中毒性巨结肠和癌变等。

3. 诊断举例 溃疡性结肠炎初发型、中度、活动期、左半结肠受累。

（二）证候诊断

参照 2009 年中华中医药学会脾胃病分会"溃疡性结肠炎中医诊疗共识"，结合我科多年诊治经验辨证如下。

1. 活动期

（1）大肠湿热证：腹痛，腹泻，便下黏液脓血，肛门灼热，里急后重，身热，小便短赤，口干口苦，口臭，舌质红，苔黄腻，脉滑数。

（2）脾虚湿蕴证：大便溏薄，黏液白多赤少，或为白冻，腹痛隐隐，脘腹胀满，食少纳差，肢体倦怠，神疲懒言，舌质淡红，边有齿痕，苔白腻，脉细弱或细滑。

（3）寒热错杂证：下痢稀薄，夹有黏冻，反复发作，腹痛绵绵，四肢不温，腹部有灼热感，烦渴，舌质红，或舌淡红，苔薄黄，脉弦，或细弦。

（4）肝郁脾虚证：腹痛即泻，泻后痛减，常因情志或饮食因素诱发大便次数增多，大便稀溏，或黏液便，情绪抑郁或焦虑不安，嗳气不爽，食少腹胀，舌质淡红，苔薄白，脉弦或弦细。

（5）脾肾阳虚证：久泻不止，夹有白冻，甚则完谷不化，滑脱不禁，形寒肢冷，腹痛喜温喜按，腹胀，食少纳差，腰酸膝软，舌质淡胖，或有齿痕，苔薄白润，脉沉细。

（6）阴血亏虚证：排便困难，粪夹少量黏液脓血，腹中隐隐灼痛，午后低热，盗汗,口燥咽干,头晕目眩,心烦不安,舌红少津,少苔或无苔,脉细数。

（7）气滞血瘀证：腹鸣腹胀,腹痛拒按,泻下不爽,面色晦暗,嗳气食少,胸胁胀满,舌质紫暗,或有瘀斑,脉象弦涩。

2. 缓解期

（1）肾气亏虚证：久泻不愈,形寒肢冷,腹中隐痛,喜温喜按,五更溏泻,腰膝酸软,遇寒加重,舌淡苔白,脉象沉细。

（2）脾气亏虚证：久泻不愈,倦怠乏力,少气懒言,肠鸣腹胀,纳呆神疲,舌淡苔白,脉象细弱。

二 入院标准

符合西医诊断标准和中医辨证者,均可收住院治疗。

三 检查项目

一般体检项目：血常规、尿常规、便常规化验,大便培养,电子结肠镜及活体组织病理检查,心功能、肝功能、肾功能检查,肝、胆、脾、胰 B 超,血沉。

四 治疗方案

（一）一般治疗

对重度的患者应卧床休息、补液支持,纠正酸碱平衡失调及水电解质紊乱。可给予高蛋白、少纤维素、易消化、富营养的食物,避免进食牛奶及乳制品。慎起居,适寒温,怡情怀。

（二）辨证施治

【活动期】

1. 大肠湿热证

治则：清热利湿,调气行血。

（1）方药：理肠方加减。葛根 20 g,黄连 6 g,黄芩 10 g,鬼针草 30 g,茯苓 15 g,白术 10 g,仙鹤草 30 g,木香 10 g。或芍药汤（《素问病机气宜保命集》）加减。黄连 5 g,黄芩 10 g,白头翁 10 g,木香 6 g,炒当归 10 g,炒白芍 10 g,生地榆 10 g,白蔹 10 g,三七粉（冲服）6 g,生甘草 3 g。

（2）中成药口服：葛根芩连片,每次 4 片,每日 3 次或肠胃康颗粒 1 包,每日

3 次。

（3）中成药静滴：热毒宁 20 mL＋5％GS（或 NS）250 mL，静脉滴注，每日 1 次。

2. 脾虚湿阻证

治则：健脾益气，化湿助运。

（1）方药：参苓白术散（《太平惠民和剂局方》）加减。党参 10 g，茯苓 10 g，炒白术 10 g，山药 10 g，炒苡仁 10 g，炙黄芪 10 g，白芷 10 g，炒白芍 10 g，煨木香 6 g，黄连 5 g，地榆 10 g，三七粉 6 g（冲服），炙甘草 3 g。

（2）中成药口服：香砂六君丸，每次 6 g，每日 3 次或补脾益肠丸、参苓白术丸等。

（3）中成药静滴：予黄芪注射液 20 mL＋5％GS（或 0.9％NS）500 mL，静脉滴注，每日 1 次。或参麦注射液 50 mL＋5％GS（或 0.9％NS）100 mL，静脉滴注，每日 1 次。

3. 寒热错杂证

治则：寒热互调（温中补虚，清热化湿）

1）方药：乌梅丸加减。乌梅 10 g，制附子 10 g（先煎），细辛 3 g，干姜 10 g，桂枝 10 g，三七粉 10 g（冲服），黄连 5，黄柏 10 g，黄芪 15 g，大血藤 30 g，党参 20 g，马齿苋 30 g。

2）中成药口服：乌梅丸等。

3）中成药静滴：寒象较明显者，予黄芪注射液 20 mL＋5％GS（或 0.9％NS）500 mL，静脉滴注，每日 1 次。益气温阳或参麦注射液 50 mL＋5％GS（或 0.9％NS）100 mL，静脉滴注，每日 1 次。益气或参附注射液 20 mL5％GS（或 0.9％NS）250 mL，静脉滴注，每日 1 次。益气温阳；热象明显者予热毒宁 20 mL＋5％GS（或 NS）250 mL，静脉滴注，每日 1 次。清热。

4. 肝郁脾虚证

治则：疏肝解郁，健脾益气。

（1）方药：痛泻要方（《景岳全书》引刘草窗方）合四逆散（《伤寒论》）加减。炒陈皮 10 g，白术 10 g，白芍 10 g，防风 10 g，炒柴胡 10 g，炒枳实 10 g，党参 10 g，茯苓 10 g，三七粉（冲服）6 g，炙甘草 3 g。

（2）中成药口服：健脾疏肝丸等。

（3）中成药静滴：予黄芪注射液 20 mL＋5％GS（或 0.9％NS）500 mL，静脉滴注，每日 1 次。或参麦注射液 50 mL＋5％GS（或 0.9％NS）100 mL，静脉滴注，每日 1 次。

5. 脾肾阳虚证

治则：健脾补肾，温阳止泻。

（1）方药：理中汤（《伤寒论》）合四神丸（《证治准绳》）加减。党参 10 g，干姜

10 g,炒白术 10 g,甘草 3 g,补骨脂 10 g,肉豆蔻 10 g,吴茱萸 3 g,五味子 10 g,生姜 3 片,三七粉(冲服)6 g。

(2) 中成药口服:附子理中片 4 片,每日 3 次。

(3) 中成药静滴:参附注射液 20 mL＋5％GS(或 0.9％NS)100 mL,静脉滴注,每日 1 次。

6. 阴血亏虚证

治则:滋阴清肠,养血宁络。

(1) 方药:一贯煎合二至丸加减。沙参 10 g,麦冬 12 g,桑椹子 15 g,马齿苋 30 g,女贞子 15 g,旱莲草 15 g,炙黄芪 15 g,淮山药 15 g,生地黄 15 g,枸杞 10 g,当归 10 g,甘草 5 g。或驻车丸(《备急千金要方》)加减。黄连 5 g,阿胶 10 g(烊化),当归 10 g,太子参 10 g,北沙参 10 g,麦冬 10 g,白芍 10 g,乌梅 10 g,山药 10 g,三七粉 6 g(冲服),炙甘草 3 g。

2) 中成药静滴:生脉注射液 20 mL＋5％GS(或 0.9％NS)500 mL,静脉滴注,每日 1 次。或参麦注射液 50 mL＋5％GS(或 0.9％NS)100 mL,静脉滴注,每日 1 次。

7. 气滞血瘀证

治则:活血化瘀。

(1) 方药:少腹逐瘀汤加减。五灵脂 10 g,生蒲黄 10 g,赤芍 10 g,川芎 6 g,延胡索 15 g,小茴香 10 g,当归 6 g,野麻草 20 g,大血藤 30 g,鬼针草 30 g,炙甘草 6 g。

(2) 中成药静滴:复方丹参注射液 20 mL＋5％GS(或 0.9％NS)250 mL,静脉滴注,每日 1 次。

【缓解期】

1. 肾气亏虚证

治则:温肾止泻。

(1) 方药:肾气丸。熟地 15 g,山茱萸 10 g,丹皮 10 g,制附片 10 g,山药 20 g,茯苓 15 g,泽泻 10 g,肉桂 10 g,仙鹤草 30 g。

(2) 中成药静滴:参附注射液 20 mL＋5％GS(或 0.9％NS)250 mL,静脉滴注,每日 1 次。

2. 脾气亏虚证

治则:健脾益气。

(1) 方药:参苓白术散。党参 20 g,白术 10 g,茯苓 15 g,淮山药 10 g,砂仁 6 g,扁豆 10 g,薏苡仁 30 g,莲子肉 15 g,桔梗 6 g,马齿苋 30 g。

(2) 中成药静滴:黄芪注射液 20 mL＋5％GS(或 0.9％NS)500 mL,静脉滴注,每日 1 次。或参麦注射液 50 mL＋5％GS(或 0.9％NS)100 mL,静脉滴注,每日 1 次。

（三）外治法

1. 灌肠治疗

（1）常用药物：一般将敛疮生肌、活血化瘀与清热解毒类药物配合应用。

敛疮生肌类：珍珠、牛黄、冰片、琥珀、儿茶、白及、赤石脂、枯矾和诃子等；

活血化瘀和凉血止血类：蒲黄、丹参、三七、地榆、槐花、仙鹤草、血竭和云南白药等；

清热解毒类：青黛、黄连、黄柏、白头翁、秦皮、败酱草和苦参等。

（2）推荐灌肠方药：黄柏、地榆、白及、三七粉、锡类散。

或肠露 100 mL，保留灌肠，每日一次，以温阳益气，清热解毒，活血调气。

肠露处方：补骨脂 10 g，小茴香 6 g，黄芪 10 g，白术 10 g，生蒲黄 10 g，仙鹤草 30 g，败酱草 10 g，马齿苋 20 g，鬼针草 30 g。

（3）灌肠方法

1）灌肠液温度：与肠腔温度接近，一般在 38～39℃为宜。

2）灌肠液剂量：直肠型液量 100 mL；乙状结肠、降结肠液量 120～150 mL；左半结肠（脾曲以远）、广泛结肠（脾曲以近）和全结肠液量 150～200 mL。根据患者耐受程度，调节液量。

3）灌肠时间：首选晚睡前灌肠，必要时可上午增加一次。

4）方法与体位：向患者解释→嘱其排尿→取左侧卧位→暴露臀部，下垫橡胶单、治疗巾→抬高臀部 10 cm→连接、润滑肛管前端→排气、夹管→显露肛门→肛管插入直肠 10～12 cm，液面距肛门不超过 20 cm。根据患者的耐受情况，调节灌肠速度为 80～100 滴/分，同时观察病情→灌肠结束后，取左侧卧位 30 分钟→平卧位 30 分钟→右侧卧位 30 分钟，后可取舒适体位。

可根据病变部位，选择体位。病位在直肠、乙状结肠和左半结肠（脾曲以远），取左侧卧位；广泛结肠和全结肠，取左侧卧位 30 分钟→平卧位 30 分钟→右侧卧位 30 分钟，可使药液在肠道内保留较长时间。

2. 中药外敷治疗

脓血便者：取黄连、吴茱萸、木香适量分别研末，混合均匀，装入布袋或取适量醋调后，外敷脐部，纱布固定。2～3 日一次。

伴有腹痛者：

（1）热证：取五倍子、黄柏、吴茱萸适量分别研末，混合均匀，装入布袋或取适量醋调后，外敷脐部，纱布固定。1～2 日一次。

（2）寒证：取丁香、肉桂、吴茱萸适量分别研末，混合均匀，装入布袋或取适量醋调后，外敷脐部，纱布固定。1～2 日一次。

（四）其他疗法

1. 常规针灸治疗

治则：大肠湿热、肝郁脾虚、血瘀肠络者行气化滞、通调腑气，只针不灸，用泻法；脾胃气虚、脾肾阳虚、阴血亏虚者健脾益肾、滋阴养血，针灸并用，用虚补实泻法。

处方：以大肠的俞穴、募穴、下合穴为主。如神阙、天枢、大肠俞、上巨虚、三阴交。

加减：大肠湿热加合谷、下巨虚清利湿热；脾胃气虚加中脘、脾俞、足三里健脾和胃；脾肾阳虚加脾俞、肾俞、命门、关元健脾益气，温肾固本；肝郁脾虚加期门、太冲、脾俞、足三里疏肝健脾；阴血亏虚加脾俞、血海滋阴养血；血瘀肠络加血海、足三里行气活血。

操作：诸穴均常规针刺；神阙穴可用隔盐灸或隔姜灸；脾胃气虚可施隔姜灸、温和灸或温针灸；脾肾阳虚可用隔附子饼灸。根据临床具体情况，也可选用多功能艾灸仪治疗。

2. 耳针 取大肠、小肠、腹、胃、脾、神门。每次选3～5穴，毫针浅刺；也可用王不留行贴压。

3. 中医穴位埋线 取脾俞、大肠俞、八髎、关元、阿是穴、天枢、足三里、阴陵泉等，每次选3～5个穴位。肝脾不和加肝俞；久病伤肾阳虚五更泻加肾俞、命门。

4. 隔药灸治疗技术 适应于脾胃虚弱者。操作方法：取穴天枢（双）、气海、关元等穴，患者仰卧位将药饼（配方：附子10 g，肉桂2 g，丹参3 g，红花3 g，木香2 g。每只药饼含药粉2.5 g，加黄酒3 g调拌成厚糊状，用药饼模具按压成直径2.3 cm，厚度0.5 cm大小）放在待灸穴位，点燃艾段上部后置药饼上施灸。

5. 烫熨 对脾肾阳虚、脾气亏虚、肾气亏虚者可用吴茱萸热奄包、烫熨治疗温中行气止痛。

6. 结肠透析仪中药灌肠治疗 根据临床具体情况，也可选用结肠透析仪进行中药灌肠治疗。

（五）护理与调摄

1. 基础护理 定时测体温、脉搏、呼吸、血压，观察腹痛及腹泻次数、量、色、形等，必要时留取标本送检。如有患者便血，则应估计出血量及出血部位。腹泻频繁者应注意水、电解质、酸碱平衡，鼓励多饮水。注意观察并发症如肠穿孔、肠梗阻等，及时告知医师。

2. 生活调摄 注意休息，重症者应卧床休息，轻症可适当活动，如散步、太极拳等，但应保证充分睡眠及休息。避免受凉、防止肠道感染。

3. 心理护理 注意劳逸结合，生活有序，保持充足的睡眠。保持情绪稳定愉快,避免不良刺激,避免精神过度紧张。

4. 饮食护理　注意饮食调节,以清淡、易消化、高维生素、低脂少渣及营养丰富的流质或半流无刺激性饮食为主,避免食用牛奶或乳制品等含乳糖蛋白食品。忌食油腻、生冷、辛辣、煎炸等刺激性饮食。必要时可进行一些食疗,煲汤、粥,如莲子山药粥等。急性期重症者应禁食,采取静脉内营养治疗,使肠道休息,避免可能引起肠道过敏的过敏源。

5. 皮肤护理　保持臀部清洁干燥,便后用温水擦洗,肛周涂油保护。长期卧床者注意皮肤护理,如臀部及肛门等,必要时可外擦万花油于长期受压的皮肤面。

五 疗效评价

(一) 疗效评价标准

1. 临床症状疗效评价标准　分别观察治疗前后腹泻、脓血便、腹痛等主要症状记分变化(表3)。

表 3　症状量化分级标准表

腹　泻	正常 0 分	无
	轻度 3 分	腹泻每日<4 次,
	中度 6 分	腹泻每日 4～6 次,
	重度 9 分	腹泻每日>6 次,
脓血便	正常 0 分	无
	轻度 3 分	少量脓血
	中度 6 分	脓血便为主
	重度 9 分	全部脓血便或便新鲜血
腹　痛	正常 0 分	无
	轻度 3 分	腹痛轻微,隐痛,偶发
	中度 6 分	腹痛或胀痛,每日发作数次
	重度 9 分	腹部剧痛或绞痛,反复发作

2. 证候疗效评价标准　参照中华中医药学会脾胃病分会"溃疡性结肠炎中医诊疗共识(2009)"。

$$疗效指数＝(疗前积分－疗后积分)÷疗前积分×100\%$$

临床缓解:用药前、服药后,症状和体征明显改善(疗效指数≥95%)。
显效:服药后,症状和体征明显改善(70%≤疗效指数<95%)。
有效:服药后,症状和体征有改善(30%≤疗效指数<70%)。

无效：服药后，症状和体征无明显减轻或加重者(疗效指数＜30％)。

3. 结肠镜检查结肠黏膜病变疗效评价标准(Baron 评分标准)　内镜下黏膜愈合已成为目前 UC 治疗的目标之一。内镜评分具有重要作用，目前 Baron 内镜评分应用最广，其标准为：

(1) 正常黏膜图像记 0 分。

(2) 轻度病变(血管纹理模糊，黏膜充血但无出血)记 1 分。

(3) 中度病变(黏膜呈颗粒样变化，中度接触性出血)记 2 分。

(4) 重度病变(黏膜溃疡并自发性出血)记 3 分。

观察并评价治疗前后记分变化。

4. 黏膜组织学检查疗效评价标准(Geboes 指数)　肠黏膜组织学与内镜评分结合可准确评价 UC 黏膜愈合情况。Geboes 指数(表 4)描述详细，可重复性，效度高，是 UC 理想的组织学评分指数，已被用于许多临床试验。观察 Geboes 指数治疗前后记分变化，作为药效评估的终点指标之一。

表 4　Geboes 指数

分　　级	指　　数	组　织　学　表　现
0 级(结构改变)	0.0	无异常
	0.1	轻度异常
	0.2	轻中度弥漫性或多点异常
	0.3	重度弥漫性或多点异常
1 级(慢性炎细胞浸润)	1.0	不增多
	1.1	轻度增多
	1.2	中度增多
	1.3	明显增加
2 级(中性和嗜酸粒细胞)	2A.嗜酸粒细胞	
	2A.0	不增多
	2A.1	轻度增多
	2A.2	中度增多
	2A.3	明显增加
	2B.中性粒细胞	
	2B.0	不增多
	2B.1	轻度增多
	2B.2	中度增多
	2B.3	明显增加
3 级(上皮层中性粒细胞)	3.0	无
	3.1	＜30％隐窝受累

续　表

分　　级	指　　数	组织学表现
	3.2	<50%隐窝受累
	3.3	>50%隐窝受累
4级(隐窝破坏)	4.0	无
	4.1	部分粒细胞浸润
	4.2	隐窝减少
	4.3	明确的隐窝破坏
5级(糜烂和溃疡)	5.0	无
	5.1	可见上皮细胞附近炎症
	5.2	点状糜烂
	5.3	明确的糜烂
	5.4	溃疡和肉芽组织

5. 临床疗效评价标准（参照中华医学会消化病学分会炎症性肠病协作组 2007 年"对我国炎症性肠病诊断治疗规范的共识意见"制定）

完全缓解：临床症状消失，结肠镜复查发现黏膜大致正常。

有效：临床症状基本消失，结肠镜复查黏膜轻度炎症或假息肉形成。

无效：经治疗后临床症状、内镜及病理检查结果均无改善。

6. 病情缓解评价标准　Sutherland DAI 总分≤2 分。

7. 病情复发评价标准　Sutherland DAI 总分>2 分。

（二）疗效评价方法

1. 近期疗效评价方法　在患者开始治疗时对主要症状和客观指标进行评价。

（1）开始治疗时第 1 周、第 2 周、第 3 周按照临床症状疗效评价标准和证候疗效评价标准进行疗效评价。

（2）开始治疗时第 4 周，进行临床症状疗效评价和证候疗效评价，行肠镜和病理检查者按照 Baron 评分标准和 Geboes 指数分别评价结肠黏膜病变疗效、黏膜组织学疗效，根据临床疗效评价标准进行临床疗效评价，根据 Sutherland DAI 疾病活动指数判断病情缓解情况。

2. 远期疗效评价方法　通过长期随访观察，评价临床疗效和复发率。

六 疗效要求

治愈显效率达 80％,好转率 15％,无效率 5％,病死率 0％。
中医药治疗率>80％。

七 出院标准

达到临床痊愈或显效标准。

八 住院天数

14～21 天。

九 医疗费用

4 000～4 500 元。

十 出院指导

(1) 适当休息,注意劳逸结合。加强身体锻炼,提高免疫力。
(2) 保持心情舒畅,避免精神刺激。
(3) 饮食以柔软、易消化、有营养、有足够热量为原则,宜少食多餐,补充多种维生素。
(4) 对所有患者每年至少 1 次监视性结肠镜检查,对病程长、病变广泛、持续活动和伴有异型增生的溃疡性结肠炎患者,更应密切随访,有轻度异型增生者应于 3～6 个月内复查。

十一 难点分析

(1) 对于慢性非特异性溃疡性结肠炎活动期的治疗目标已经转向如何快速诱导病情缓解,单纯应用中药治疗重度溃疡性结肠炎,病情缓解较慢,患者常不能坚持单纯应用中药治疗。
(2) 溃疡性结肠炎维持治疗时间长,复发率高仍是治疗中的难点。

第四节　反流性食管炎(吞酸)诊疗常规

 诊断

(一) 疾病诊断

1. 中医诊断标准　主要症状：反酸、胸痛、胸骨后烧灼感。次要症状：可兼有胃脘部胀满、胀闷、嗳气、呃逆、纳呆、胁胀腹胀、咽喉部烧灼感等。

本病可见于任何年龄段，以中老年多见，常反复发作，难以根治。

2. 西医诊断标准　参考"反流性食管炎诊治指南"(中华医学会消化内镜分会全国食管疾病诊断治疗研讨会，2003 年，济南)

反流性食管炎(reflux esophagitis，RE)常见反酸、胸痛、胸骨后烧灼感，伴有嗳气、胃胀、呃逆等。确诊依赖于胃镜及内镜下病理。

(1) 内镜诊断：RE 的内镜诊断及分级：有典型的 GERD 症状如明显烧心、反酸、胸骨后灼痛等，而无报警症状者需具备下列 RE 的依据(表 1)。

表 1　反流性食管炎内镜分级

分　级	食管黏膜内镜下表现
0 级	正常(可有组织学改变)
Ⅰa	点状或条状发红、糜烂<2 处
Ⅰb	点状或条状发红、糜烂≥2 处
Ⅱ级	有条状发红、糜烂，并有融合，但并非全周性，融合<75%
Ⅲ级	病变广泛，发红、糜烂融合呈全周性，融合≥75%

必须注明：各病变部位(食管上、中、下段)和长度；若有狭窄注明狭窄直径和长度；Barrett 食管应注明其长度、有无食管裂孔疝。

(2) 病理诊断：RE 的病理分级见表 2。

RE 的基本病理改变是：① 食管鳞状上皮增生，包括基底细胞增生超过 3 层和上皮延伸；② 黏膜固有层乳头向表面延伸，达上皮层厚度的 2/3，浅层毛细血管扩张，充血及(或)出血；③ 上皮细胞层内中性白细胞和淋巴细胞浸润；④ 黏膜糜烂或溃疡形成，炎细胞浸润，肉芽组织形成和(或)纤维化；⑤ 胃食管连接处以上出现 Barrett 食管改变。反流性食管炎时,可有鳞状上皮细胞假上皮瘤性增生,纤维母细胞和血管内皮细胞增生,伴一定程度的细胞异型性,应防止误诊为癌或肉瘤。

表2　反流性食管炎病理分级

病 理 改 变	分　　　级		
	轻　度	中　度	重　度
食管鳞状上皮增生	＋	＋	＋
黏膜固有层乳头延伸	＋	＋	＋
上皮细胞层内炎细胞浸润	＋	＋	＋
黏膜糜烂	－	＋	－
溃疡形成	－	－	＋
Barrett 食管改变	－	－	＋/－

（二）证候诊断

1. 胃失和降证　胸骨后疼痛,呈灼痛、闷痛,胃脘痞满、嘈杂,恶心欲呕,泛吐涎沫,大便不畅,舌质淡红,苔薄白,脉弦。

2. 肝胃不和证　胸胁胀痛,吞酸嗳气,胸骨后灼热闷痛,心情郁闷,情绪变化则病情加重,小便黄,口干,大便不畅,舌质红,苔黄干,脉弦。

3. 脾胃湿热证　胸膈满闷,泛吐涎沫,食欲不佳,口干口苦,口黏,头身困重,大便黏滞不爽,小便短赤,舌红苔黄腻,脉滑数。

4. 胃阴不足证　胸骨后烧灼样疼痛,胃脘灼痛,嘈杂,干呕,口咽干燥,大便干结,小便短赤,舌红少津苔薄少,脉细数。

5. 脾胃虚寒证　病延日久,胸脘隐隐作痛,喜温喜按,神疲乏力,面色少华,大便稀溏,小便清长,舌淡苔薄,脉沉缓有力。

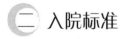 **入院标准**

符合西医诊断标准的中医辨证者,均可收住院治疗。

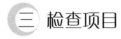 **检查项目**

一般体检项目:血常规、尿常规、便常规化验,心功能、肝功能、肾功能检查,胃镜检查及活组织病理检查,幽门螺杆菌检查。

四 治疗方案

(一) 一般治疗

(1) 慎起居,适寒温,怡情怀,节饮食。

(2) 饮食治疗:饮食宜少食多餐,软易消化,避免过于粗糙、过热的食物,养成细嚼慢咽的饮食习惯,减少对食管的刺激,避免食用盐渍、烟熏、不新鲜的食物。并嘱其进食后 1 个小时内禁平躺或卧床,可适当散步。同时指导患者辨证用膳。

(3) 外敷治疗:中脘、足三里穴位敷贴以行气活血,消胀止痛;磁热疗中脘烫熨治疗以温中止痛;神灯中脘照射以温中止痛。

(4) 药物治疗:采用中医中药治疗为主,配合中成药口服,中成药静滴和口服中药汤药。

(二) 辨证治疗

1. 胃失和降证

治则:和胃降逆。

(1) 药物治疗

1) 方药:旋覆代赭石汤加减。旋覆花 12 g,代赭石 30 g,党参 15 g,清半夏 9 g,茯苓 15 g,白术 12 g,大枣 5 枚,甘草 3 g。

2) 中成药口服:胃苏颗粒,每次 5 g,每日 3 次,或香砂六君子,每次 6 g,每日 3 次。

(2) 外治法:肝俞、内关、胃俞、中脘、足三里穴位敷贴,耳穴埋豆贴肝(耳甲庭后下部)、胃(耳轮角消失处)、脾(耳甲腔的后下方,耳轮脚消失处与轮屏切迹连线的中点)、神门(三角窝内,对耳轮脚上下脚分叉稍上方)、皮质下(对耳屏内侧面前下方)。

(3) 饮食治疗:饮食宜清淡饮食,少食多餐,可适当进食水果。避免过于粗糙、过热的食物,养成细嚼慢咽的饮食习惯,减少对胃的刺激,避免食用盐渍、烟熏、不新鲜的实物。并嘱其进食后 1 个小时内禁平躺或卧床,可适当散步。忌食南瓜、芋头、红薯、马铃薯等淀粉类,壅阻气机的食物及辛辣、燥热、肥厚甘腻之品。

(4) 护理

1) 安慰患者使其性情开朗,避免精神刺激或情绪激动,善于克制情志,郁怒、悲伤时应注意避免进食。平时应戒烟酒。

2) 疼痛时适当休息,自上而下按摩胃部,使气顺而痛缓。

3）给服胃苏冲剂 1 包冲服或荆花胃康 2 粒口服,以理气止痛。平时用佛手、陈皮适量泡水代茶。

4）适当进行锻炼,如气功、慢跑、太极拳等以增强体质。

2. 肝胃不和证

治则:疏肝理气,和胃降逆。

（1）药物治疗

1）方药:四逆散合四七汤加减。柴胡 10 g,枳壳 10 g,白芍 12 g,苏梗 10 g,清半夏 9 g,川朴 9 g,茯苓 15 g,黄芩 6 g,蒲公英 15 g,甘草 3 g。

肝胃不和型中变证较多,临床应随证加减:若吞酸明显可加左金丸;郁热太甚加黄连、丹皮、栀子;胸痛甚加郁金,便秘加生大黄、枳实。

在本型的治疗中应注意有无郁火,阴伤或气虚的表现,用药轻重有别,不可香燥苦温太过,以免劫伤肝胃之阴,而致胃失润降,进一步加重病情。

2）中成药:加味左金丸等。

（2）外治法:肝俞、内关、胃俞、中脘、足三里穴位敷贴,耳穴埋豆贴肝(耳甲庭后下部)、胃(耳轮角消失处)、脾(耳甲腔的后下方,耳轮脚消失处与轮屏切迹连线的中点)、神门(三角窝内,对耳轮脚上下脚分叉稍上方)、皮质下(对耳屏内侧面前下方)。

（3）饮食治疗:饮食宜清淡饮食,少食多餐,可适当进食水果。避免过于粗糙、过热的食物,养成细嚼慢咽的饮食习惯,减少对胃的刺激,避免食用盐渍、烟熏、不新鲜的实物。并嘱其进食后 1 个小时内禁平躺或卧床,可适当散步。忌食南瓜、芋头、红薯、马铃薯等淀粉类,壅阻气机的食物及辛辣、燥热、肥厚甘腻之品。指导患者酌情选用以下食疗。

1）橙子煎:橙子水泡取酸味,加蜜煎汤频服。

2）橘叶煎:橘叶煎汁服,有开胸顺气和胃之功。

3）麦芽青皮饮:生麦芽 30 g,青皮 10 g,水煮成饮去渣服。

4）砂仁藕粉:砂仁 1.5 g,木香 1 g,研粉,藕粉 30～50 g,白糖适量,开水冲服。

3. 脾胃湿热证

治则:清热化湿,和胃降逆。

（1）药物治疗

1）方药:黄连温胆汤合藿朴夏苓汤加减。黄连 10 g,竹茹 12 g,半夏 10 g,茯苓 15 g,藿香 10 g,川朴 10 g,苏梗 9 g,九节茶 15 g,两面针 15 g,生薏仁 30 g,甘草 3 g。

2）中成药静滴:双黄连 3.0 g＋5％GS(或 0.9％NS)500 mL,静脉滴注,一日一次;或热毒宁注射液 20 mL＋5％GS(或 0.9％NS)250 mL,静脉滴注,一日一次。

（2）外治法:胃俞、中脘、足三里、内关穴位敷贴。

（3）饮食治疗：饮食宜清淡饮食，少食多餐，可适当进食水果。避免过于粗糙、过热的食物，养成细嚼慢咽的饮食习惯，减少对胃的刺激，避免食用盐渍、烟熏、不新鲜的实物。并嘱其进食后 1 个小时内禁平躺或卧床，可适当散步。忌食南瓜、芋头、红薯、马铃薯等淀粉类，壅阻气机的食物及辛辣、燥热、肥厚甘腻之品。指导患者酌情选用以下食疗。

1) 银花莲子粥：银花 15～30 g，莲子肉（不去心）30～50 g，银花煮水去渣后用水煮莲子肉为粥，晨起作早餐食之。

2) 赤小豆山药粥：赤小豆 30～50 g，山药 30～50 g，白糖适量，先煮赤小豆至半熟，放入山药，煮粥。

3) 山药扁豆粥：山药去皮切片 30 g，白扁豆 15 g，白米 30 g，白糖适量，先煮白米、白扁豆，加入山药，煮粥白糖，早晨食用。

4) 百合杏仁赤豆粥：百合 10 g，杏仁 6 g，赤小豆 60 g，煮粥。

（4）护理

1) 怡情放怀，避免精神刺激或情绪激动，善于克制情绪。

2) 疼痛时适当休息，自上而下按摩胃部，使气顺而痛缓。

3) 适当进行锻炼，如气功、慢跑，太极拳等以增强体质。

4. 胃阴不足证

治法：甘凉益胃，滋阴生津。

（1）药物治疗

1) 方药：益胃汤加减。沙参 15 g，麦冬 15 g，生地 15 g，白及 12 g，石斛 12 g，天花粉 15 g，绿萼梅 9 g，玫瑰 6 g，佛手 10 g，郁金 10 g，竹茹 12 g，甘草 3 g。

在治疗中应掌握养阴需防滋腻滞气，行气需防香燥破气，以免加重阴伤气滞，亦可选用酸甘化阴之法，如乌梅、枸杞、山楂等药物。临床加减变化有：疼痛明显者，加白芍 30 g，甘草 6 g。痞塞感明显者，加苏梗 10 g，香橼皮 10 g。阴虚化热，症见胸骨后灼痛，嘈杂反酸者，加知母 10 g，浙贝母 10 g，瓦楞子 30（先下）；兼有肠燥便秘者，重用生地 30 g，加生首乌 30 g，枳实 10 g；兼有血瘀，胸骨后刺痛，舌有瘀斑（点）者，加丹参 30 g，当归 30 g，三七粉 3 g（分冲）。

2) 中成药口服：胃乐宁每次 1 粒，每日 3 次。

3) 中成药静滴：生脉注射液 20 mL＋5％GS（或 0.9％NS）250 mL，静脉滴注，一日一次；或参麦注射液 50 mL＋5％GS（或 0.9％NS）100 mL，静脉滴注，一日一次。

（2）外治法：胃俞、中脘、足三里、三阴交穴位敷贴。

（3）饮食治疗：养成细嚼慢咽、少食多餐的饮食习惯，减少对食管的刺激，多用润燥生津及清补饮食，平时可吃些新鲜水果、蔬菜，如梨、草莓、山楂、百合、白木耳等，忌葱、蒜、韭菜辛温助火之品，忌食辛辣、煎炸以及浓茶、咖啡等刺激性燥热食品和饮料。避免食用盐渍、烟熏、不新鲜的食物。指导患者酌情选用以下食疗。

1) 阿胶粥：阿胶 30 g，炒令黄燥，为末，取糯米煮粥，下阿胶末。

2) 天门冬粥：天冬 30 g，白米 50 g，煮粥食用。

（4）护理

1) 加强精神护理，消除恐癌情绪，心情愉快，配合治疗。慎起居，适寒温怡情怀，节饮食。

2) 口渴喜饮，用沙参、麦冬、石斛各 10 g，煎水代茶饮。

3) 便秘者给服蜂蜜适量，以润肠通便。

5. 脾胃虚寒证

治则：温中健脾，和胃降逆。

（1）药物治疗

1) 方药：香砂六君子汤加减。党参 15 g，白术 15 g，茯苓 15 g，木香 9 g，砂仁 6 g，姜半夏 9 g，干姜 5 g，吴茱萸 3 g，旋覆花 10 g，代赭石 30 g，甘草 3 g。

如阳气虚甚可加灶心土、附子、肉桂等药。

2) 中成药口服：附子理中片，每次 4 粒，每日 3 次。

3) 中成药静滴：参附注射液 20 mL＋5％GS 250 mL（或 0.9％NS 250 mL），静脉滴注，一日一次；或黄芪注射液 20 mL＋5％GS（或 0.9％NS）500 mL，静脉滴注，一日一次。

（2）外治法：胃俞、脾俞、中脘、足三里穴位敷贴，或神灯照射，或磁热疗、热奄包，或艾条灸，每日 2 次，每次 10～20 分钟。

（3）饮食治疗：饮食宜温，少食多餐，平时可选用大枣、莲子、桂圆、羊肉、饮食宜软易消化，避免过于粗糙、或过凉，忌食生冷、烟熏、冰冻食物。指导患者酌情选用以下食疗。

1) 姜糖饮：生姜 3 片、红糖适量、水煎服。

2) 姜枣饮：生姜 3 片，法半夏 6 g，红枣 3 个，水煎服。

3) 良姜粥：良姜 15 g 为末，粳米 100 g，水 2 000 mL，煎良姜至 1 500 mL，去渣下米煮粥服。

4) 生姜粥：粳米 50 g，生姜 5 片，葱、米醋适量，姜、米共煮，粥将熟时下葱醋，热食之。

5) 吴萸粥：吴茱萸末 3 g，葱白 5 寸，粳米 50 g，先煮米成粥，熟入吴茱萸末及葱，趁热食之。

（4）护理

1) 慎起居，适寒温，怡情怀，节饮食。

2) 适当休息，避免过度劳累。适当进行锻炼，如气功、慢跑，太极拳等以增强体质。

3) 中药宜热服，并在疾病发作前服。

4) 疼痛明显时，给服肉桂、沉香粉各 1 g 或虚寒胃痛冲剂 1 包。

5) 加强胃脘部的保暖，胃痛时可予局部热敷，如热水袋、热敷袋。可予神灯照射胃脘部。

6）伴呕吐清水者，给服生姜片或糖姜片，或针刺内关、合谷以止呕。

五 疗效评价

1. 主要症状疗效评价标准 主要症状（反酸、胸骨后痛、烧心）的记录与评价。按症状改善百分率＝（治疗前总积分－治疗后总积分）/治疗前总积分×100％，计算主要症状改善百分率。

（1）痊愈：症状消失。

（2）显效：症状改善百分率≥80％。

（3）进步：50％≤症状改善百分率<80％。

（4）无效：症状改善百分率<50％。

（5）恶化：症状改善百分率负值。

痊愈和显效病例数计算总有效率。

2. 证候疗效评定标准 采用尼莫地平法计算，疗效指数＝（治疗前积分－治疗后积分）/治疗前积分×100％。

（1）痊愈：症状、体征消失或基本消失，疗效指数≥95％。

（2）显效：症状、体征明显改善，70％≤疗效指数<95％。

（3）有效：症状、体征明显好转，30％≤疗效指数<70％。

（4）无效：症状、体征无明显改善，甚或加重，疗效指数<30％。

3. 内镜下食管黏膜疗效评定 分别对胃镜下食管黏膜发红部位、大小、是否伴有糜烂、糜烂部位大小、是否融合等情况加以统计，计算各单个镜下表现的改善等级及总积分改善程度。

（1）痊愈：食管黏膜恢复正常。

（2）显效：食管黏膜病变积分减少2级以上。

（3）有效：食管黏膜病变积分减少1级。

（4）无效：食管黏膜病变无改变或加重。

4. 食管黏膜组织学疗效评定 分别对病理状态下鳞状上皮增生、黏膜固有层乳头向表面延伸、上皮细胞层内炎细胞浸润、黏膜糜烂、溃疡形成、Barrett食管改变的情况加以统计，计算各单个病理表现的改善等级及总积分改善程度。

（1）痊愈：食管黏膜病理恢复正常。

（2）显效：食管黏膜病理积分减少2级。

（3）有效：食管黏膜病理积分减少1级。

（4）无效：食管黏膜炎症程度无改变或加重。

5. 量表评价标准 以所采用量表（如SF-36、PRO量表）的总积分及各领域积分前后变化进行直接比较判定。

六　出院标准

达到临床痊愈或显效标准。

七　住院天数

14～21 天。

八　医疗费用

4 500～5 000 元。

九　出院指导

（1）注意饮食卫生，避免刺激性食物或药物，戒烟酒，饮食有节，餐后适当散步，禁止餐后久坐，同时根据患者的情况，指导患者辨证用膳，在出院后进行食养食疗，以巩固疗效。

（2）保持精神愉快，避免情志刺激，受凉或过劳。

十　难点分析

反流性食管炎容易反复发作，与情志关系密切，部分患者伴有精神焦虑、抑郁，需配合抗精神异常药物综合治疗方能取效。目前中药对轻度精神焦虑、抑郁患者通过疏肝柔肝等综合治疗，疗效尚可，但对于中、重度精神焦虑或抑郁患者疗效欠佳。有待于进一步探索抗精神异常与抗胃食管反流及食管炎症修复三者之间综合治疗的更有效方案。

第五节　慢性胃炎（胃脘痛）诊疗常规

一　诊断

（一）疾病诊断

1. 中医诊断标准　参照"慢性萎缩性胃炎中医诊疗共识意见"（中华中医药学

会脾胃病分会)、"慢性浅表性胃炎中医诊疗共识意见"(中华中医药学会脾胃病分会,2009,深圳)及《中药新药临床研究指导原则(2002年)》制定。

主要症状:不同程度和性质的胃脘部疼痛。

次要症状:可兼有胃脘部胀满、胀闷、嗳气、吐酸、纳呆、胁胀腹胀等。

本病可见于任何年龄段,以中老年多见,常反复发作,难以根治。

2. 西医诊断标准　参考"中国慢性胃炎共识意见"(中华医学会消化病学分会全国第三届慢性胃炎共识会议,2012,上海)

慢性胃炎常见上腹部疼痛,腹胀,早饱,食欲减低,饮食减少,或伴有烧心泛酸等。症状缺乏特异性,确诊依赖于胃镜及内镜下病理。

(1)内镜诊断

1)浅表性胃炎:内镜下可见红斑(点状、条状、片状)、黏膜粗糙不平、出血点或出血斑、黏膜水肿或渗出。

2)萎缩性胃炎:内镜下可见黏膜红白相间、以白为主,黏膜皱襞变平甚至消失,黏膜血管显露,黏膜呈颗粒状或结节样。

如伴有胆汁反流、糜烂、黏膜内出血等,描述为萎缩性胃炎或浅表性胃炎伴胆汁反流、糜烂、黏膜内出血等。

(2)病理诊断:根据需要可取2~5块活检组织,内镜医师应向病理科提供取材的部位、内镜检查结果和简要病史。病理医师应报告每一块活检标本的组织学变化,对HP、慢性炎症、活动性炎症、萎缩、肠上皮化生和异型增生应予以分级。

慢性胃炎活检显示有固有腺体的萎缩,即可诊断为萎缩性胃炎,不必考虑活检标本的萎缩块数与程度,临床医师可结合病理结果和内镜所见,做出病变范围与程度的判断。

(二)证候诊断

参照"慢性萎缩性胃炎中医诊疗共识意见""慢性浅表性胃炎中医诊疗共识意见"(中华中医药学会脾胃病分会,2009,深圳)及《中药新药临床研究指导原则(2002年)》制定。

1. 肝胃气滞证　胃脘胀满或胀痛,胁肋胀痛,症状因情绪因素诱发或加重,嗳气频作,胸闷不舒,舌苔薄白,脉弦。

2. 肝胃郁热证　胃脘饥嘈不适或灼痛,心烦易怒,嘈杂反酸,口干口苦,大便干燥,舌质红苔黄,脉弦或弦数。

3. 脾胃湿热证　脘腹痞满,食少纳呆,口干口苦,身重困倦,小便短黄,恶心欲呕,舌质红,苔黄腻脉滑或数。

4. 脾胃气虚证　胃脘胀满或胃痛隐隐,餐后明显,饮食不慎后易加重或发作,纳呆,疲倦乏力,少气懒言,四肢不温,大便溏薄,舌淡或有齿印,苔薄白,脉沉弱。

5. 脾胃虚寒证 胃痛隐隐,绵绵不休,喜温喜按,劳累或受凉后发作或加重,泛吐清水,神疲纳呆,四肢倦怠,手足不温,大便溏薄,舌淡苔白,脉虚弱。

6. 胃阴不足证 胃脘灼热疼痛,胃中嘈杂,似饥而不欲食,口干舌燥,大便干结,舌红少津或有裂纹,苔少或无,脉细或数。

7. 胃络瘀血证 胃脘痞满或痛有定处,胃痛拒按,黑便,面色暗滞,舌质暗红或有瘀点、瘀斑,脉弦涩。

8. 脾虚湿热证 胃脘闷痛,痛处固定,喜暖喜按,神疲乏力,痞满纳差,舌质淡或红,舌质紫暗,边有齿痕,苔黄腻,脉细滑数。

二 入院标准

符合西医诊断标准的中医辨证者,均可收住院治疗。

三 检查项目

一般体检项目:血常规、尿常规、便常规化验,心功能、肝功能、肾功能检查,胃镜检查及活组织病理检查,幽门螺杆菌检查。

四 治疗方案

(一) 一般治疗

(1) 慎起居,适寒温,怡情怀,节饮食。

(2) 饮食治疗:饮食宜软易消化,避免过于粗糙、过热的食物,养成细嚼慢咽的饮食习惯,减少对胃的刺激,避免食用盐渍、烟熏、不新鲜的食物。同时指导患者辨证用膳。

(3) 外敷治疗:纳米穴位敷贴穴位中脘、足三里以行气活血,消胀止痛;磁热疗中脘烫熨治疗以温中止痛;神灯中脘照射以温中止痛。

(4) 药物治疗:采用中医中药治疗为主,配合中成药口服,中药针剂静滴和口服中药汤药。

(二) 辨证治疗

1. 肝胃气滞证

治则:疏肝理气。

（1）药物治疗

1）方药：柴胡疏肝散加减。柴胡12 g，香附10，枳壳12 g，白芍15 g，甘草6 g，陈皮10 g，佛手10 g，百合30 g，乌药15 g。

临床加减：胃脘痛者，加延胡索12 g，川楝子6 g。胃痞者，加厚朴10 g，苏梗10 g。肝郁脾虚，不思饮食，大便溏稀者，加茯苓30 g，炒白术12 g；肝胃气逆，嗳气呃逆明显者，加旋覆花6 g（包煎），代赭石15 g（先煎）；伴有便秘者，加莱菔子10 g，草决明30 g；兼有血瘀，舌有瘀斑（点）者，加莪术10 g，姜黄10 g，三七粉3 g（分冲）。

2）中成药口服：胃苏颗粒，每次5 g，每日3次。或气滞胃痛颗粒，每次5 g，每日3次。

（2）外治法：肝俞、内关、胃俞、中脘、足三里穴位敷贴，耳穴埋豆贴肝（耳甲庭后下部）、胃（耳轮角消失处）、脾（耳甲腔的后下方，耳轮脚消失处与轮屏切迹连线的中点）、神门（三角窝内，对耳轮脚上下脚分叉稍上方）、皮质下（对耳屏内侧面前下方）。

（3）饮食治疗：饮食宜清淡饮食，可适当进食水果。避免过于粗糙、过热的食物，养成细嚼慢咽的饮食习惯，减少对胃的刺激，避免食用盐渍、烟熏、不新鲜的实物。忌食南瓜、芋头、红薯、马铃薯等淀粉类，壅阻气机的食物及辛辣、燥热、肥厚甘腻之品。指导患者酌情选用以下食疗。

1）橙子煎：橙子水泡取酸味，加蜜煎汤频服。

2）橘叶煎：橘叶煎汁服，有开胸顺气和胃之功。

3）麦芽青皮饮：生麦芽30 g，青皮10 g，水煮成饮去渣服。

4）砂仁藕粉：砂仁1.5 g，木香1 g，研粉，藕粉30～50 g，白糖适量，开水冲服。

（4）护理

1）安慰患者使其性情开朗，避免精神刺激或情绪激动，善于克制情志，郁怒、悲伤时应注意避免进食。平时应戒烟酒。

2）疼痛时适当休息，自上而下按摩胃部，使气顺而痛缓。

3）给服胃苏冲剂1包冲服或荆花胃康2粒口服，以理气止痛。平时用佛手、陈皮适量泡水代茶。

4）适当进行锻炼，如气功、慢跑、太极拳等以增强体质。

2. 肝胃郁热证

治则：疏肝清热。

（1）药物治疗

1）方药：化肝煎合左金丸加减。柴胡10 g，赤芍10 g，青皮10 g，陈皮10 g，龙胆草15 g，黄连5 g，吴茱萸3 g，乌贼骨10 g，浙贝母10 g，丹皮10 g，栀子10 g，甘草3 g。

2）中成药口服：加味左金丸等。

3）中成药静滴：双黄连 3.0 g＋5％GS（或 0.9％NS）500 mL，静脉滴注，一日一次；或热毒宁注射液 20 mL＋5％GS（或 0.9％NS）250 mL，静脉滴注，一日一次。

（2）外治法：肝俞、内关、胃俞、中脘、足三里穴位敷贴，耳穴埋豆贴肝（耳甲庭后下部）、胃（耳轮角消失处）、脾（耳甲腔的后下方，耳轮脚消失处与轮屏切迹连线的中点）、神门（三角窝内，对耳轮脚上下脚分叉稍上方）、皮质下（对耳屏内侧面前下方）。

（3）饮食治疗：饮食宜清淡饮食，可适当进食水果。避免过于粗糙、过热的食物，养成细嚼慢咽的饮食习惯，减少对胃的刺激，避免食用盐渍、烟熏、不新鲜的食物。忌食南瓜、芋头、红薯、马铃薯等淀粉类、壅阻气机的食物及辛辣、燥热、肥厚甘腻之品。

3. 脾胃湿热证

治则：清热化湿，和中醒脾。

（1）药物治疗

1）方药

处方 1：黄连温胆汤加减。黄连 6 g，半夏 10 g，陈皮 10 g，茯苓 15 g，枳壳 15 g，竹茹 15 g，黄芩 10 g，滑石 10 g，大腹皮 15 g。

临床加减：恶心呕吐明显者，加竹茹 10 g，生姜 6 g，旋覆花 10 g；胃脘痛，加川楝子 6 g，延胡索 10 g；湿重热轻，舌苔白腻者，加苍术 15 g，厚朴 10 g，白豆蔻 6 g；伴有食积，嗳腐酸臭，舌苔厚腻者，加焦神曲、焦山楂、焦麦芽各 10 g，莱菔子 6 g。

处方 2：清化饮。薏苡仁 15～20 g，白扁豆 9～12 g，茵陈 9～12 g，佩兰 9 g，豆蔻 4.5 g，黄连 3～4.5 g，厚朴 9 g。（福建第二人民医院、厦门市中医院、东莞市中医院）

处方 3：芩连平胃散加减。黄芩 10 g，黄连 3～10 g，半夏 10 g，陈皮 6～10 g，苍术 10 g，厚朴 10 g，茯苓 10～15 g，甘草 3～6 g。（江苏省中医医院、昆山市中医院、镇江市中医院）

2）中成药口服：荆花胃康胶丸等。

3）中成药静滴：双黄连 3.0 g＋5％GS（或 0.9％NS）500 mL，静脉滴注，一日一次；或热毒宁注射液 20 mL＋5％GS（或 0.9％NS）250 mL，静脉滴注，一日一次。

（2）外治法：胃俞、中脘、足三里穴位敷贴。

（3）饮食治疗：饮食宜软易消化，养成细嚼慢咽的饮食习惯，减少对胃的刺激，避免进食肥甘厚腻盐渍、烟熏、煎炸的食物，平时应戒烟酒。指导患者酌情选用以下食疗。

1）银花莲子粥：银花 15～30 g，莲子肉（不去心）30～50 g，银花煮水去渣后用水煮莲子肉为粥，晨起作早餐食之。

2）赤小豆山药粥：赤小豆 30～50 g，山药 30～50 g，白糖适量，先煮赤小豆至半熟,放入山药,煮粥。

3) 山药扁豆粥:山药去皮切片 30 g,白扁豆 15 g,白米 30 g,白糖适量,先煮白米,白扁豆,加入山药,煮粥白糖,早晨食用。

4) 百合杏仁赤豆粥:百合 10 g,杏仁 6 g,赤小豆 60 g,煮粥。

(4) 护理

1) 怡情放怀,避免精神刺激或情绪激动,善于克制情绪。

2) 疼痛时适当休息,自上而下按摩胃部,使气顺而痛缓。

3) 适当进行锻炼,如气功、慢跑、太极拳等以增强体质。

4. 脾胃气虚证

治则:健脾益气,和胃止痛。

(1) 药物治疗

1) 方药:香砂六君子汤加减。党参 10 g,炒白术 15 g,茯苓 15 g,甘草 10 g,陈皮 10 g,半夏 10 g,木香 6 g。

临床加减:胃痞者,加砂仁 6 g,苏梗 10 g,香附 10 g;兼有血瘀,症见胃脘刺痛,舌有瘀斑(点)者,加丹参 15 g,莪术 10 g,三七粉 3 g(分冲)。

2) 中成药口服:香砂六君丸,每次 9 g,每日 2 次;安胃疡 2 粒,每日 3～4 次。

3) 中成药静滴:黄芪注射液 20 mL＋5％GS(或 0.9％NS)500 mL,静脉滴注,每日一次;参麦注射液 50 mL＋5％GS(或 0.9％NS)100 mL,静脉滴注,每日一次。

(2) 外治法:胃俞、脾俞、中脘、足三里穴位敷贴,或神灯照射,或磁热疗、热奄包,或艾条灸,每日 2 次,每次 10～20 分钟。

(3) 饮食治疗:饮食宜温,少食多餐,平时可选用大枣、莲子、桂圆、羊肉、饮食宜软易消化,避免过于粗糙、或过凉,忌食生冷、烟熏、冰冻食物。

(4) 护理

1) 慎起居,适寒温,怡情怀,节饮食。

2) 适当休息,胃下垂者饭后宜卧床休息,控制剧烈活动,避免劳累。适当进行锻炼,如气功、慢跑、太极拳等以增强体质。

3) 中药宜热服,并在胃痛发作前服。

4) 伴呕吐清水者,给服生姜片或糖姜片,或针刺内关、合谷以止呕。

5. 脾胃虚寒型

治则:温中健脾止痛。

(1) 药物治疗

1) 方药:黄芪健中汤合理中汤加减。黄芪 20 g,桂枝 10 g,干姜 10 g,白术 10 g,法半夏 10 g,陈皮 10 g,党参 12 g,茯苓 12 g,炙甘草 3 g。

临床加减:胃痞者,加砂仁 6 g,苏梗 10 g,香附 10 g;寒凝气滞者,脘腹卒痛而剧烈者加用良附丸;兼有血瘀,症见胃脘刺痛,舌有瘀斑(点)者,加丹参 15 g,莪术

10 g,三七粉 3 g(分冲)。

2) 中成药口服：附子理中片,每次 4 粒,每日 3 次。

3) 中成药静滴：参附注射液 20 mL+5%GS 250 mL(或 0.9%NS 250 mL),静脉滴注,一日一次;或黄芪注射液 20 mL+5%GS(或 0.9%NS)500 mL,静脉滴注,一日一次。

(2) 外治法：胃俞、脾俞、中脘、足三里穴位敷贴,或神灯照射,或磁热疗、热奄包,或艾条灸,每日 2 次,每次 10~20 分钟。

(3) 饮食治疗：饮食宜温,少食多餐,平时可选用大枣、莲子、桂圆、羊肉、饮食宜软易消化,避免过于粗糙、或过凉,忌食生冷、烟熏、冰冻食物。指导患者酌情选用以下食疗。

1) 姜糖饮：生姜 3 片,红糖适量,水煎服。

2) 姜枣饮：生姜 3 片,法半夏 6 g,红枣 3 个,水煎服。

3) 良姜粥：良姜 15 g 为末,粳米 100 g,水 2 000 mL,煎良姜至 1 500 mL,去渣下米煮粥服。

4) 生姜粥：粳米 50 g,生姜 5 片,葱、米醋适量,姜、米共煮,粥将熟时下葱醋,热食之。

5) 吴萸粥：吴茱萸末 3 g,葱白 5 寸,粳米 50 g,先煮米成粥,熟入吴茱萸末及葱,趁热食之。

(4) 护理

1) 慎起居,适寒温,怡情怀,节饮食。

2) 适当休息,胃下垂者饭后宜卧床休息,控制剧烈活动,避免劳累。适当进行锻炼,如气功、慢跑,太极拳等以增强体质。

3) 中药宜热服,并在胃痛发作前服。

4) 疼痛明显时,给服肉桂、沉香粉各 1 g 或虚寒胃痛冲剂 1 包。

5) 加强胃脘部的保暖,胃痛时可予局部热敷,如热水袋、热敷袋。可予神灯照射胃脘部。

6) 伴呕吐清水者,给服生姜片或糖姜片,或针刺内关、合谷以止呕。

6. 胃阴不足证

治法：养阴生津,益胃止痛。

(1) 药物治疗

1) 方药：沙参麦冬汤加减。北沙参 15 g,麦冬 10 g,生地 15 g,玉竹 10 g,百合 30 g,乌药 15 g,佛手 9 g,生甘草 3 g。

临床加减：胃痛明显者,加白芍 30 g,甘草 6 g;胃痞明显者,加苏梗 10 g,香橼皮 10 g;阴虚化热,症见胃中灼痛,嘈杂反酸者,加知母 10 g,浙贝母 10 g,瓦楞子 30 g(先下);兼有肠燥便秘者,重用生地 30 g,加生首乌 30 g,枳实 10 g;兼有血瘀,胃脘刺痛,舌有瘀斑(点)者,加丹参 30 g,当归 30 g,三七粉 3 g(分冲)。

2)中成药口服：胃乐宁每次 1 粒,每日 3 次。

3)中成药静滴：生脉注射液 20 mL+5%GS(或 0.9%NS)250 mL,静脉滴注,一日一次;或参麦注射液 50 mL+5%GS(或 0.9%NS)100 mL,静脉滴注,一日一次。

(2)外治法：胃俞、中脘、足三里、三阴交穴位敷贴。

(3)饮食治疗：养成细嚼慢咽的饮食习惯,减少对胃的刺激,多用润燥生津及清补饮食,平时可吃些新鲜水果、蔬菜,如梨、草莓、山楂、百合、白木耳等,忌葱、蒜、韭菜辛温助火之品,忌食辛辣、煎炸以及浓茶、咖啡等刺激性燥热食品和饮料。避免食用盐渍、烟熏、不新鲜的食物。指导患者酌情选用以下食疗。

1)阿胶粥：阿胶 30 g,炒令黄燥,为末,取糯米煮粥,下阿胶末。

2)天门冬粥：天冬 30 g,白米 50 g,煮粥食用。

(4)护理

1)加强精神护理,消除恐癌情绪,心情愉快,配合治疗。慎起居,适寒温怡情怀,节饮食。

2)胃酸缺乏者,餐后吃少许山楂片(糕)、醋或话梅等,可增加胃酸以助化。

3)口渴喜饮,用沙参、麦冬、石斛各 10 g,煎水代茶饮。

4)便秘者给服蜂蜜适量,以润肠通便。

7. 胃络瘀血证

治法：活血化瘀,通络止痛。

(1)药物治疗

1)方药：丹参饮合失笑散加减：丹参 15 g,砂仁 3 g,生蒲黄 6 g,莪术 10 g,五灵脂 10 g,三七粉 6 g(分冲),延胡索 10 g,川芎 10 g,当归 10 g。

2)中成药口服：复方田七胃痛胶囊、胃复春等。

3)中成药静滴：丹参注射液 20 mL+5%GS(或 0.9%NS)500 mL,静脉滴注,一日一次。

(2)外治法：胃俞、中脘、足三里穴位敷贴,或神灯照射,或微波照射,或艾条灸,每日 2 次,每次 10~20 分钟。

(3)饮食治疗：饮食宜温,少食多餐,平时可选用大枣、莲子、桂圆、羊肉、饮食宜软易消化,避免过于粗糙、或过凉,忌食生冷、辛辣燥热的食物。指导患者酌情选用以下食疗。

1)桃仁粥：桃仁 100 g,煮熟去皮尖。

2)山楂煎：山楂 10 g,打碎,加红糖 30 g,水煎服。

3)炒桃仁：桃仁炒黄,每服 3~6 g。

(4)护理

1)应注意休息,避免劳累和精神刺激、情绪激动。

2)有吐血及胃痛或伴剧烈呕吐者须禁食,可配合服田七末、白及粉、云南白药等以止血。待病情缓解后方可进流汁、半流、软食,以少食多餐为原则。适当进行锻炼,如气功、慢跑,太极拳等以增强体质。

3)中药宜热服,并在胃痛发作前服。

8. 脾虚湿热证

治法:健脾清热,化湿祛瘀。

(1)药物治疗

1)方药:胃萎方加减。黄芪 15 g,炒白术 10 g,莪术 10 g,枳实 10 g,鸡内金 10 g,薏苡仁 30 g,威灵仙 15 g,白花蛇舌草 30 g,红藤 30 g,蒲公英 30 g,甘草 5 g。

2)中成药口服:荆花胃康胶丸 2 粒,每日 3 次。

3)中成药静滴:

A. 黄芪注射液 20 mL+5%GS(或 0.9%NS)500 mL,静脉滴注,一日一次。或参麦注射液 50 mL+5%GS(或 0.9%NS)100 mL,静脉滴注,一日一次。

B. 热毒宁注射液 20 mL+5%GS(或 0.9%NS)250 mL,静脉滴注,一日一次,或双黄连 3.0 g+5%GS(或 0.9%NS)5000 mL,静脉滴注,一日一次。

C. 丹参注射液 20 mL+5%GS(或 0.9%NS)500 mL,静脉滴注,一日一次。

(2)外治法:胃俞、脾俞、中脘、足三里穴位敷贴;神灯照射或微波照射或磁热疗、热奄包,每日 2 次,每次 20~30 分钟。

(3)饮食治疗:饮食宜温,少食多餐,平时可选用大枣、莲子饮食宜软易消化,避免过于粗糙,或过凉,忌食生冷、辛辣燥热的食物。

(4)护理

1)加强精神护理,消除恐癌情绪,心情愉快,配合治疗。慎起居,适寒温,怡情怀,节饮食。避免劳累和精神刺激、情绪激动。

2)有吐血及胃痛或伴剧烈呕吐者须禁食,可配合服田七末、白及粉、云南白药等以止血。待病情缓解后方可进流汁、半流、软食,以少食多餐为原则。适当休息,胃下垂者饭后宜卧床休息,控制剧烈活动,避免劳累。适当进行锻炼,如气功、慢跑,太极拳等以增强体质。

3)中药宜热服,并在胃痛发作前服。

（五）疗效评价

（一）主要症状疗效评价标准

主要症状(胃脘痛及痞满)的记录与评价。按症状改善百分率=(治疗前总积分－治疗后总积分)/治疗前总积分×100%,计算主要症状改善百分率。

(1)痊愈:症状消失。

　　(2) 显效：症状改善百分率≥80%。

　　(3) 进步：50%≤症状改善百分率<80%。

　　(4) 无效：症状改善百分率<50%。

　　(5) 恶化：症状改善百分率负值。

　　痊愈和显效病例数计算总有效率。

(二) 证候疗效评定标准

　　采用尼莫地平法计算,疗效指数=(治疗前积分－治疗后积分)/治疗前积分×100%。

　　(1) 临床痊愈：症状、体征消失或基本消失,疗效指数≥95%。

　　(2) 显效：症状、体征明显改善,70%≤疗效指数<95%。

　　(3) 有效：症状、体征明显好转,30%≤疗效指数<70%。

　　(4) 无效：症状、体征无明显改善,甚或加重,疗效指数<30%。

(三) 内镜下胃黏膜疗效评定

　　分别对胃镜下红斑、糜烂、出血、胆汁反流,花斑、苍白、血管显露、黏膜结节等情况加以统计,计算各单个镜下表现的改善等级及总积分改善程度。

　　(1) 痊愈：胃黏膜恢复正常。

　　(2) 显效：胃黏膜病变积分减少 2 级以上。

　　(3) 有效：胃黏膜病变积分减少 1 级。

　　(4) 无效：胃黏膜病变无改变或加重。

(四) 胃黏膜组织学疗效评定

　　分别对病理状态下慢性炎症、活动性、肠上皮化生、异型增生的情况加以统计,计算各单个病理表现的改善等级及总积分改善程度。

　　(1) 痊愈：胃黏膜病理恢复正常。

　　(2) 显效：胃黏膜病理积分减少 2 级。

　　(3) 有效：胃黏膜病理积分减少 1 级。

　　(4) 无效：胃黏膜炎症程度无改变或加重。

(五) 量表评价标准

　　以所采用量表(如 SF - 36、PRO 量表)的总积分及各领域积分前后变化进行直接比较判定。

六 疗效要求

(一)萎缩性胃炎

治愈显效率 70％,好转率 20％,未愈率 10％,病死率 0％。中医药治疗率＞95％。

(二)浅表性胃炎

治愈显效率 75％,好转率 20％,未愈率 5％,病死率 0％。中医药治疗率＞95％。

七 出院标准

达到临床痊愈或显效标准。

八 住院天数

14～21 天。

九 医疗费用

4 500～5 000 元。

十 出院指导

(1) 注意饮食卫生,避免刺激性食物或药物,戒烟酒,饮食有节,同时根据患者的情况,指导患者辨证用膳,在出院后进行食养食疗,以巩固疗效。

(2) 保持精神愉快,避免受凉或过劳。

十一 难点分析

(1) 根除 HP 效果不理想:HP 是慢性胃炎和胃癌发生的重要致病因子,和活动性胃炎有明确关系,因此 HP 感染是慢性胃炎治疗中不可回避也不容忽视的问题。西药根除 HP 虽有较好的疗效,但随着抗生素的广泛应用,耐药菌株在逐年增加,而且副反应大,患者依从性差。单纯依靠中药治疗 HP 感染疗效还不够理想。

(2) 关于胃癌前期病变的问题:胃癌前期病变癌变概率增加,目前尚缺乏公认有效的干预手段,是中西医共同关注临床热点和难点问题。对此中医药治疗已显示出了良好的苗头和潜在的优势,但尚缺乏有说服力的证据,如何发挥中医药优势,取得突破性进展,是中医药治疗慢性萎缩性胃炎研究中应关注的难点。

(3) 对于慢性萎缩性胃炎的重度肠上皮化生及异型增生疗效差。

(4) 慢性胃炎缓解容易根治难,易复发。

第六节　慢性萎缩性胃炎癌前病变 (胃脘痛)诊疗常规

一 诊断

(一) 疾病诊断

1. 中医诊断标准　参照"慢性萎缩性胃炎中医诊疗共识意见"(中华中医药学会脾胃病分会)及《中药新药临床研究指导原则(2002 年)》制定。

主要症状:不同程度和性质的胃脘部疼痛。

次要症状:可兼有胃脘部胀满、胀闷、嗳气、吐酸、纳呆、胁胀、腹胀等。

本病可见于任何年龄段,以中老年多见,常反复发作,难以根治。

2. 西医诊断标准　胃癌前期病变诊断标准参照《实用内科学》第 12 版(陈灏珠主编.北京:人民卫生出版社,2005:1882.)。

慢性萎缩性胃炎伴大肠不完全型肠化(Ⅱb 型)和/或异型增生者。

(1) 临床表现:胃脘部胀满或胀痛、嗳气、反酸烧心或嘈杂不适、食欲不振、睡眠障碍、消瘦等,体检时可出现中上腹压痛。

(2) 胃镜诊断标准:① 黏膜颜色改变:正常为橘红色,萎缩时呈灰白、灰黄或灰色;同一部位的黏膜深浅不一致,红色强的地方也带灰白色,一般灰黄或灰白的可有略隆起的小红点或红斑存在;萎缩黏膜的范围或是弥漫或是局部的,甚至是小灶的,黏膜变薄而凹陷,境界常不明显。② 血管透见:萎缩初期可见到黏膜内小血管,重者可见到黏膜下的大血管如树枝状,暗红色,胃底贲门的血管正常时也可见到。③ 腺体萎缩后陷窝可增生延长或有肠上皮化生而见到过形成的表现,黏膜层变厚,此时不能看到黏膜下血管,可见黏膜表面粗糙不平,有颗粒或结节僵硬感。

(3) 病理诊断标准

1) 固有腺体萎缩;

2) 黏膜肌层增厚;

3) 可有肠上皮化生或假幽门腺化生;

4) 固有膜炎症;

5) 可有淋巴滤泡形成。

(4) 病情分度标准

1) 胃黏膜胃镜观察分度标准:① 轻度:红白相间,以白为主,血管网透见,常呈局灶性。② 中度:红白相间,以白为主,血管网明显可见,常呈弥漫性,黏膜皱襞变平、变浅。B 型萎缩范围由胃窦至胃角水平上下。③ 重度:除上述表现外,并见黏膜呈颗粒状或结节状等过形成表现。B 型萎缩范围胃体中上部。

2) 胃黏膜慢性炎症病理组织学分度标准:① 轻度:炎性细胞浸润位于胃小凹底部以下。② 中度:炎性细胞浸润深达腺体固有膜。③ 重度:炎性细胞浸润深达黏膜肌层。

3) 腺体萎缩病理组织学分度标准:① 轻度:胃固有腺体减少 1/3 以内。② 中度:胃固有腺体减少 1/3～2/3。③ 重度:胃固有腺体减少 2/3 以上。

4) 异形增生(不典型增生)病理组织学分度标准:① 轻度:细胞核稍大,深染,呈圆形、卵圆形和柱形,排列较紧密,位于细胞基底。如为胃型,上皮细胞呈柱状,黏液分泌减少;如为肠型,杯状细胞减少,少见帕内特细胞。腺管轻度增生,管腔稍不规则,排列稍紊乱和疏密不匀。② 中度:细胞异形性较明显,细胞核增大,卵圆形和杆状,大小不一,浓染密集,排列较乱,参差不齐,呈假复层结构,核分裂较多。上皮细胞呈柱状,黏液分泌减少,杯状细胞减少,不见帕内特细胞。腺管排列较紧密,有分支迂曲,管腔结构不规则,形状大小不等。③ 重度:细胞异形性非常明显,有时与高分化黏膜内皮癌难以区别。上皮细胞呈高柱状(肠型)不见杯状细胞和帕内特细胞;或呈立方形、不定形(胃型),黏液分泌功能消失。细胞核明显增大,大小、形状不一,排列紊乱,参差不齐,核/胞比例增大,浓染或疏松网状,核仁明显,分裂象常见。腺管排列明显紊乱,形状大小和排列极不规则,常见出芽、分支、乳头、共壁及背靠背现象。

(二) 证候诊断

1. 肝胃不和证

(1) 主要症状:① 胃脘胀痛或痛窜两胁;② 嗳气频繁;③ 嘈杂泛酸;④ 脉弦。

(2) 次要症状:① 胃黏膜急性活动性炎症;② 胆汁反流;③ 舌质淡红,苔薄白。

（3）证型确定：具备主症 2 项加次症 1 次，或主症第 1 项加次症 2 项。

2. 脾胃湿热证

（1）主要症状：① 胃脘胀痛；② 口苦口臭；③ 脘腹痞闷，渴不欲饮；④ 舌质红，边尖深红，苔黄厚或腻。

（2）次要症状：① 胃黏膜急性活动性炎症，充血糜烂明显；② 小便黄；③ 脉滑或濡数。

（3）证型确定：具备主症 2 项加次症 1 项。

3. 脾胃虚寒证

（1）主要症状：① 胃脘胀满或隐痛；② 喜按喜暖；③ 食后脘闷；④ 纳呆少食；⑤ 便溏腹泻；⑥ 四肢乏力；⑦ 舌淡红，有齿印，苔薄白或白。

（2）次要症状：① 胃黏膜可见红斑或粗糙不平；② 黏液稀薄而多；③ 胃酸偏低；④ 脉沉细或细弱。

（3）证型确定：具备主症 3 项加次症 1 项，或主症项加次症 2 项。

4. 胃阴不足证

（1）主要症状：① 胃脘灼热疼痛；② 口干舌燥；③ 饥不思食；④ 舌红少津无苔或剥苔或有裂纹。

（2）次要症状：① 胃黏膜呈颗粒状或血管显露；② 胃黏膜干燥，黏液少或胃酸偏低；③ 黏膜充血水肿或烂；④ 脉细数或弦细。

（3）证型确定：具备主症 2 项加次症 1 项或主症加次症 2 项。

5. 胃络瘀血证

（1）主要症状：① 胃脘痛有定处，不喜按或拒按；② 大便潜血阳性或黑便；③ 舌质暗红或紫暗，有瘀点。

（2）次要症状：① 胃痛日久不愈；② 胃黏膜充血肿胀，伴瘀斑或出血点；③ 脉弦涩。

（3）证型确定：具备主症 2 项，或主症第 1 项加次症 2 项。

6. 脾虚湿热血瘀证

患者临床症状兼有上述 2、3、5 证型的各 3 项主症者，即可辨为脾虚湿热瘀血证。

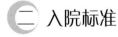 **入院标准**

符合 GPL（慢性萎缩性胃炎伴大肠型不完全肠化和/或异形增生）的西医诊断标准和中医证候诊断标准。均可收住院治疗。

三　检查项目

一般体检项目：血常规、尿常规、便常规化验，心功能、肝功能、肾功能检查，胃镜检查及活组织病理检查，幽门螺杆菌检查。

四　治疗方案

（一）一般治疗

（1）慎起居，适寒温，怡情怀，节饮食。

（2）饮食治疗：饮食宜软易消化，避免过于粗糙、过热的食物，养成细嚼慢咽的饮食习惯，减少对胃的刺激，避免食用盐渍、烟熏、不新鲜的食物。同时指导患者辨证用膳。

（3）外敷治疗：中脘、足三里穴位敷贴以行气活血，消胀止痛；磁热疗中脘烫熨治疗以温中止痛；神灯中脘照射以温中止痛。

（4）药物治疗：采用中医中药治疗为主，配合中成药口服，中成药静滴和口服中药汤药。

（二）辨证口服药

1. 肝胃不和证

治则：疏肝和胃。

（1）药物治疗

处方：予理胃方为主方加减。柴胡 10 g，白芍 12 g，佛手 12 g，徐长卿 15 g，苏梗 10 g，郁金 10 g，香附 10 g，两面针 12 g，莪术 10 g。

酌情对症加减：偏寒者加高良姜或乌药；偏热者加川黄连或山栀子；胀甚者加广木香、砂仁；吞酸者加煅乌贼骨、瓦楞子、浙贝母；痛甚者加川楝子；伴幽门螺杆菌感染，加枳实、槟榔、玫瑰花。

（2）外治法：肝俞、胃俞、中脘、内关、足三里穴位敷贴。

（3）饮食治疗：指导患者酌情选用以下食疗。

1）橙子煎：橙子水泡取酸味，加蜜煎汤频服。

2）橘叶煎：橘叶煎汁服，有开胸顺气和胃之功。

3）麦芽青皮饮：生麦芽 30 g，青皮 10 g，水煮成饮去渣服。

4）砂仁藕粉：砂仁 15 g，木香 1 g，研粉，藕粉 30～50 g，白糖适量，开水冲服。

（4）护理

1) 安慰患者使其性情开朗,避免精神刺激或情绪激动,善于克制情志,郁怒、悲伤时应注意避免进食。平时应戒烟酒。

2) 疼痛时适当休息,自上而下按摩胃部,使气顺而痛缓。

3) 给服胃苏冲剂1包,冲服,或木香粉1.5 g以理气止痛。平时用佛手、陈皮适量泡水代茶。

4) 适当进行锻炼,如气功、慢跑、太极拳等以增强体质。

2. 脾胃湿热证

治则:健脾清热化湿。

(1) 药物治疗

1) 方药:予清胃方为主方。炒白术10 g,苍术10 g,莪术10 g,茯苓12 g,白寇仁5 g,藿香10 g,厚朴12 g,半夏10 g,九节茶30 g,黄芩10 g。

酌情对症加减:胃痛甚者加延胡索、川楝子、郁金;大便不爽者加大黄、枳实;恶心、呕吐者加竹茹、生姜、佩兰;纳呆者加鸡内金、谷芽、麦芽;伴幽门螺杆菌感染,加黄芩、黄连、大黄、茵陈。

2) 中成药静滴:双黄连3.0 mg+5％GS 500 mL(或0.9％NS 500 mL),静脉滴注,一日一次。

(2) 外治法:胃俞、中脘、足三里、三焦俞穴位敷贴。

(3) 饮食治疗:指导患者酌情选用以下食疗。

1) 银花莲子粥:银花15～30 g,莲子肉(不去心)30～50 g,银花煮水去渣后用水煮莲子肉为粥,晨起作早餐食之。

2) 赤小豆山药粥:赤小豆30～50 g,山药30～50 g,白糖适量,先煮赤小豆至半熟,放入山药,煮粥。

3) 山药扁豆粥:山药去皮切片30 g,白扁豆15 g,白米30 g,白糖适量,先煮白米,白扁豆,加入山药,煮粥白糖,早晨食用。

4) 百合杏仁赤豆粥:百合10 g,杏仁6 g,赤小豆60 g,煮粥。

(4) 护理

1) 怡情放怀,避免精神刺激或情绪激动,善于克制情绪。

2) 疼痛时适当休息,自上而下按摩胃部,使气顺而痛缓。

3) 适当进行锻炼,如气功、慢跑、太极拳等以增强体质。

3. 脾胃虚寒证

治则:温中健脾。

(1) 药物治疗

1) 方药:予温胃方为主方加减。黄芪15 g,党参15 g,桂枝10 g,白芍12 g,白术10 g,丹参15 g,砂仁10 g,九节茶30 g,鸡内金10 g,甘草6 g。

酌情对症加减:腹胀便溏者加炒扁豆、薏苡仁、莲子肉;食后腹胀、嗳气者加香橼、佛手、炒神曲、炒豆芽、炒山楂;泛吐清水者加姜半夏、草豆蔻;寒气盛者加良附丸或干姜、肉桂;伴幽门螺旋杆菌感染,加高良姜。

2)中成药静滴:参附注射液 40 mL＋5％GS 250 mL(或 0.9％NS 250 mL),静脉滴注,每日 1 次。

(2)外治法:胃俞、脾俞、肾俞、中脘、足三里穴位敷贴,或神灯照射,或艾条灸,每日 2 次,每次 10～20 分钟。

(3)饮食治疗:指导患者酌情选用以下食疗。

1)姜糖饮:生姜 3 片,红糖适量,水煎服。

2)姜枣饮:生姜 3 片,法半夏 6 g,红枣 3 个,水煎服。

3)良姜粥:良姜 15 g 为末,粳米 100 g,水 2 000 mL,煎良姜至 1 500 mL,去渣下米煮粥服。

4)生姜粥:粳米 50 g,生姜 5 片,葱、米醋适量,姜、米共煮,粥将熟时下葱醋,热食之。

5)吴萸粥:吴茱萸末 3 g,葱白 5 寸,粳米 50 g,先煮米成粥,熟入吴茱萸末及葱,趁热食之。

6)炒小米粥:炒小米面熬粥,加红糖食用。

(4)护理

1)慎起居,适寒温,怡情怀,节饮食。

2)适当休息,胃下垂者饭后宜卧床休息,控制剧烈活动,避免劳累。适当进行锻炼,如气功、慢跑,太极拳等以增强体质。

3)中药宜热服,并在胃痛发作前服。

4)疼痛明显时,给服肉桂、沉香粉各 1 g 或虚寒胃痛冲剂 1 包。

5)加强胃脘部的保暖,胃痛时可予局部热敷,如热水袋、热敷袋。

6)伴呕吐清水者,给服生姜片或糖姜片,或针刺内关、合谷以止呕。

4. 胃阴不足证

治则:养阴益胃。

(1)药物治疗

1)方药:予益胃方为主方加减。沙参 10 g,麦冬 15 g,百合 15 g,台乌 10 g,红藤 30 g,白芍 15 g,佛手 10 g,甘草 3 g,鸡内金 10 g,蒲公英 30 g。

酌情对症加减:口干甚舌红赤者加天花粉、石斛;大便干结者加玄参、火麻仁;纳呆者加谷芽、麦芽、乌梅、山楂;伴幽门螺杆菌感染,加乌梅、生地。

2)中成药静滴:生脉注射液 40 mL＋5％GS 250 mL(或 0.9％NS 250 mL),静脉滴注,一日一次。

(2)外治法:胃俞、中脘、足三里、三阴交穴位敷贴。

(3)饮食治疗:养成细嚼慢咽的饮食习惯,减少对胃的刺激,多用润燥生津及清补饮食,平时可吃些新鲜水果、蔬菜,如梨、草莓、山楂、百合、白木耳等,忌葱、蒜、韭菜辛温助火之品,忌食辛辣、煎炸以及浓茶、咖啡等刺激性燥热食品和饮料。避免食用盐渍、烟熏、不新鲜的食物。指导患者酌情选用以下食疗。

1）阿胶粥：阿胶 30 g，炒令黄燥，为末，取糯米煮粥，下阿胶末。

2）天门冬粥：天冬 30 g，白米 50 g，煮粥食用。

（4）护理

1）加强精神护理，消除恐癌情绪，心情愉快，配合治疗。慎起居，适寒温，怡情怀，节饮食。

2）胃酸缺乏者，餐后吃少许山楂片（糕）、醋或话梅等，可增加胃酸以助消化。

3）口渴喜饮，用沙参、麦冬、石斛各 10 g，煎水代茶饮。

4）便秘者给服蜂蜜适量，以润肠通便。

5. 胃络瘀血证

治则：活血化瘀。

（1）药物治疗

1）方药：予通胃方为主方。丹参 15 g，砂仁 10 g，檀香 3 g，两面针 10 g，延胡索 12 g，蒲黄 10 g，莪术 10 g，九节茶 30 g，黄芪 15 g，炒白术 10 g。

酌情对症加减：偏实热者可加大黄、川楝子；偏寒者加肉桂、乌药；兼气虚者加黄芪、党参；阴虚者加生地、白芍、百合；黑便者加血余炭、阿胶（烊化）；伴幽门螺杆菌感染，加没药、延胡索。

2）中成药静滴：丹参注射液 30 mL＋5％GS 250 mL（或 0.9％NS 250 mL），静脉滴注，每日 1 次。

（2）外治法：胃俞、脾俞、肾俞、中脘、足三里穴位敷贴，或神灯照射，或微波照射，或艾条灸，每日 2 次，每次 10～20 分钟。

（3）饮食治疗：指导患者酌情选用以下食疗。

1）桃仁粥：桃仁 100 g，煮熟去皮尖。

2）山楂煎：山楂 10 g，打碎，加红糖 30 g，水煎服。

3）炒桃仁：桃仁炒黄，每服 3～6 g。

（4）护理

1）应注意休息，避免劳累和精神刺激、情绪激动。

2）有吐血及胃痛或伴剧烈呕吐者须禁食，待病情缓解后方可进流汁、半流、软食，以少食多餐为原则。适当进行锻炼，如气功、慢跑、太极拳等以增强体质。

3）中药宜热服，并在胃痛发作前服。

6. 脾虚湿热血瘀证

治则：健脾利湿，清热活血。

（1）药物治疗

1）方药：予康胃方为主方。黄芪 15 g，炒白术 10 g，茯苓 12 g，制大黄 2 g，黄芩 10 g，栀子 10 g，红藤 30 g，九节茶 30 g，生蒲黄 10 g，莪术 10 g，两面针 12 g。

酌情对症加减：偏实热者可加大黄、川楝子；偏寒者加肉桂、乌药；兼气虚者加黄芪、党参;阴虚者加生地、白芍、百合;黑便者加血余炭、阿胶(烊化);伴幽门螺杆菌感染,加黄芩、黄连、大黄、茵陈蒿、没药、延胡索。

2) 中成药静滴

A. 黄芪注射液 40 mL+5%GS 250 mL(或 0.9%NS 250 mL),静脉滴注,一日一次。或双黄连 3.0 mg+5%GS 500 mL(或 0.9%NS 500 mL),静脉滴注,一日一次。

B. 丹参注射液 30 mL+5%GS 250 mL(或 0.9%NS 250 mL),静脉滴注,一日一次。

(2) 外治法:胃俞、脾俞、肾俞、中脘、足三里穴位敷贴;神灯照射或微波照射,每日 2 次,每次 20~30 分钟。

(3) 饮食治疗:指导患者酌情参照上述各证型的食疗法。

(4) 护理

1) 加强精神护理,消除恐癌情绪,心情愉快,配合治疗。慎起居,适寒温,怡情怀,节饮食。避免劳累和精神刺激、情绪激动。

2) 有吐血及胃痛或伴剧烈呕吐者须禁食,待病情缓解后方可进流汁、半流、软食,以少食多餐为原则。适当休息,胃下垂者饭后宜卧床休息,控制剧烈活动,避免劳累。适当进行锻炼,如气功、慢跑,太极拳等以增强体质。

3) 中药宜热服,并在胃痛发作前服。

五　疗效评价

(一) 临床疗效判定标准(参照 2002 年《中药新药临床研究指导原则》)

1. 临床治愈　临床症状、体征消失,胃镜复查黏膜慢性炎症明显好转达轻度,病理检查证实腺体萎缩、肠上皮化生和异型增生恢复正常或消失。

2. 显效　临床主要症状、体征基本消失,胃镜复查黏膜慢性炎症好转,病理检查证实腺体萎缩、肠上皮化生和异型增生恢复正常或减轻 2 个级度。

3. 有效　临床主要症状、体征明显减轻,胃镜复查黏膜病变范围缩小 1/2 以上,病理检查证实慢性炎症减轻 1 个级度以上,腺体萎缩、肠上皮化生和异型增生减轻。

4. 无效　达不到上述有效标准,或恶化者。

(二) 中医主要症状疗效标准

采用尼莫地平法。

1. 治愈 疗程结束后,症状消失,或症状总积分减少大于 95%。

2. 显效 疗程结束后,症状分级减轻 2 级。症状总积分减少大于 70%。

3. 有效 疗程结束后,症状分级减轻 1 级。症状总积分减少大于 30%。

4. 无效 达不到上述标准者。症状积分减少不足 30%或者加重。

(三) 胃镜、胃黏膜病理疗效标准

参照 2002 年《中药新药临床研究指导原则》。

1. 治愈 ① 胃镜复查黏膜炎症基本消失。② 活检组织病理证实胃镜所见,腺体萎缩、肠化生和不典型增生消失或减轻两个级度以上。

2. 显效 ① 胃镜复查黏膜急性炎症基本消失,慢性炎症好转。② 活检组织病理证实胃镜所见,腺体萎缩、肠化生和不典型增生减轻两个级度以上(含两个级度)。

3. 有效 ① 胃镜检查病变有所减轻。② 活检病理证实胃镜所见,急性、慢性炎症减轻,腺体萎缩、肠化生和异型增生减轻一个级度以上。

4. 无效 达不到有效标准之病例。

(四) HP 疗效标准参考

参考 2003 年安徽桐城中华全国 HP 共识会议。

用于明确是否 HP 根除的复查应在根除治疗结束至少 4 周后进行建议选用非侵入性的尿素呼气试验或粪便抗原检查,如临床疾病有必要进行内镜复查,也可用胃黏膜活检标本检测 HP,此时应同时取胃窦、胃体黏膜检测;临床判断可仅用快速尿素酶试验;科研判断应再加另一基于活检标本的检查,两种方法均阴性可作为HP 根除。

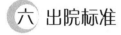 出院标准

达到临床痊愈或显效标准。

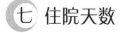 住院天数

14~21 天。

八　医疗费用

4 500～5 000 元。

九　出院指导

（1）注意饮食卫生，避免刺激性食物或药物，忌食腌制、烧烤、富含各种添加剂、防腐剂及隔夜的食物，多食新鲜蔬菜、水果，戒烟酒，饮食有节，同时根据患者的情况，指导患者辨证用膳，在出院后进行食养食疗，以巩固疗效。

（2）保持精神愉快，避免受凉或过劳。

十　难点分析

（1）根除 HP 效果不理想：HP 是慢性胃炎和胃癌发生的重要致病因子，和活动性胃炎有明确关系，因此 HP 感染是慢性胃炎治疗中不可回避也不容忽视的问题。西药根除 HP 虽有较好的疗效，但随着抗生素的广泛应用，耐药菌株在逐年增加，而且副反应大，患者依从性差。单纯依靠中药治疗 HP 感染疗效还不够理想。

（2）关于胃癌前期病变的问题：胃癌前期病变癌变概率增加，目前尚缺乏公认有效的干预手段，是中西医共同关注临床热点和难点问题。对此中医药治疗已显示出了良好的苗头和潜在的优势，但尚缺乏有说服力的证据，如何发挥中医药优势，取得突破性进展，是中医药治疗慢性萎缩性胃炎研究中应关注的难点。

（3）对于慢性萎缩性胃炎的重度肠上皮化生及异型增生疗效一般。

第四章 临证杂谈

第一节 "辨舌"观病与用药

近些年来研究中医诊病的客观化指标已被普遍重视,尤其着眼于舌象的研究,因舌象反映脏腑生理、病理变化较为具体且显而易见,是遣方用药的依据。辨舌用药,最早见于《伤寒论》和《金匮要略》。如《伤寒论》曰:"阳明病……若下之,则胃中空虚,客气动膈,心中懊恼,舌上苔者,栀子豉汤主之。""伤寒七八日不解,热结在里,表里俱热,时时恶风,大渴舌上干燥而烦,欲饮水数升者,白虎加人参汤主之。"

上述两条同属阳明证,但因舌苔有异,故立法也就不同。心中懊恼而兼白苔,为热邪留扰胸膈之症,当用栀子以清热,用淡豆豉以除烦,另见口干舌燥,渴欲饮水,则是里热盛,津液受伤的病理表现,故用清热生津之法,取人参生津益气,石膏、知母等清热。

一 虚实分明,轻重有别

在《金匮要略·腹泻寒疝宿食病脉证并治第十》记载:"病者腹满,按之不痛为虚,痛者为实可下之,舌苔未下者,下之黄自去。"说明若是腹满按痛者,不论是热性病或杂病,凭舌上苔黄者,均以下法,下后黄苔自除(根据腹满、按痛、苔黄为主症,用三承气汤下无疑也)。李东垣《脾胃论》一书中提到舌干有不同情况,舌干而咽燥,多为饮食不节,劳役所伤;舌干而胸胁痛的多为肝木妄行;舌干而口苦食无味的则为阳气不伸等,说明舌干的不同病理变化,会表现出不同症状和治疗。

此外,叶天士在辨舌用药方面,很注意机体气之虚实和邪气的轻重。虚实分明,轻重有别,则可避免重药或药过病所之患,如《温热论》曰:"脘在腹上,其他位处于中,按之痛或自痛,或痞胀,当用苦泄,以其入腹近也。必验之于舌;或黄或浊,可与小陷胸汤或泻心汤,随证治之,或白不燥,或黄或浊或灰白不渴,慎不可乱役苦泄……"

说明脘部痞痛,有因湿热聚于脘部的病证,其苔多黄腻,宜选用泻心汤治疗,因痰热结于胸中的结胸证,其苔多浊(黄而污浊),治疗宜选用小陷胸汤,因其症次相同,苔也相似,故不出"苦泄"一法。假如脘部疼痛,苔白不燥(湿痰内阻)或黄白相兼(表未解而里先结),灰白(素属中冷或阴寒内盛)等,则不能"乱投苦泄",而应选用砂仁、白豆蔻、陈皮等品。

以上所述,可见前人辨舌用药的经验对后世树立了规范及具有一定的临床指导意义。近年来笔者对胃肠瘀病,着重观察舌象变化,确有一定诊疗的客观依据和指异临床用药的现实意义,现举例如下。

(一) 舌质淡苔白者

患者肖某,男性,45 岁,患者素有脾虚胃病,X 线钡餐透视提示:十二指肠球部溃疡。素感胃寒,大便溏薄,脘部隐痛,舌质淡苔白,当感受外邪,则见畏冷,发热,鼻塞、头痛等。舌质淡,苔白,予服银翘散、桑菊饮等辛凉之剂,反发热不退,胃脘不舒,改为辛温解表方,如荆防败毒散之类加减,每可见效。

(二) 舌见黄苔者

一般多见炎症感染,中医辨证多属内有郁热或火郁,可采用黄连解毒汤(黄连、黄芪、栀子等)加减治疗。在临床上每见舌苔黄而干的"慢性胃炎"患者,其胃脘疼痛不宜于用一般常用的芳香理气,或温中止痛之药,而应采用芍药甘草汤加蒲公英等清胃和营药以止痛。若要使用理气药,可采用理气而不伤阴的萼梅、佛手干等品,不宜采用砂仁、木香、白豆蔻等温燥之类。

(三) 舌淡而胖嫩,苔白腻者

患者洪先生,42 岁,患者原有"慢性结肠炎"7 年,形瘦色苍黄,畏寒肢冷,纳食欠佳,左下腹隐隐作痛,痛则欲便,大便日下 7～8 次,质软,时带黏液,舌淡而胖嫩苔白腻。患者曾服理气止痛佐清热之品,未见效果。前往门诊治疗,考虑虚证属脾肾阳虚夹湿邪之症,改为益气健脾温肾之法,如附子理中汤、四神丸加野麻草、马蹄金等治疗 1 个月余,后见神佳纳增。仍然按以上之法巩固治疗,舌质略转淡红。

二　辨舌用药靠经验

临床上不但辨舌以用中药,在必要时应用西药也可以参考舌诊,以指导两药应用,可增进疗效或减少副反应:如凡舌苔厚腻而舌湿润的消化性溃疡病应用解痉药,疗效较好而副反应不多;若见有舌光红而干,用解痉药疗效差,反增口干伤津等副反应。

总之,辨舌指导胃肠疾病施药治疗,一般舌象的表现,须较典型明显,似可以辨舌即可代表整个证型。假如舌象表现不明显即不能以此作为唯一凭据,必要时要舍舌从症或舍舌从脉,主要在临床上根据具体情况而加以灵活掌握。

第二节　胃脘痛分型论治初探

笔者对 56 例胃脘痛(胃和十二指肠溃疡病、慢性胃炎),试以中医辨证分型治疗,并进行初步探讨。

 一般资料

本组 56 例(门诊 42 例,住院 14 例)均经 X 线胃肠钡餐透视。其中胃小弯溃疡 4 例,十二指肠球部溃疡 36 例,慢性胃炎 16 例。56 例中,男 42 例,女 14 例,年龄 21～62 岁。

 分型施治

本组溃疡病有 40 例,其中脾虚气滞型 21 例,脾虚湿热型 16 例,郁热伤阴型 2 例,气滞血瘀型 1 例。

本组慢性胃炎占 16 例,其中郁热伤阴型 7 例,气滞血瘀型 6 例,脾虚气滞型 3 例。

(一)脾虚气滞型

症见神疲乏力,胸胁不舒,纳食欠佳,食后腹胀,嗳气泛酸,脘部胀痛,得食痛减,喜热饮,大便溏薄或正常,舌质淡红,苔薄白,脉弦细。治宜健脾和胃,疏肝理气。方选五味异功散。若脾虚为主者加黄芪、白豆蔻、干姜、砂仁、桂枝。偏气滞者,主药选柴胡、白芍、川楝子、佛手干、台乌、青皮等。

(二)脾虚湿热型

症见神疲乏力,胃纳欠佳,食后腹胀,嗳气泛酸,脘腹胀痛,口苦且干,但不多饮,舌淡红或偏红,苔黄腻,脉弦滑等。治宜益气健脾,清热化湿。药用太子参、茯苓、扁豆、苍术、白术、厚朴、枳壳、绵茵陈、黄芩等。偏湿者,加藿梗、香梗、苏梗、台乌、木香等芳香理气之品;偏热,加黄连、蒲公英、马蹄金、枇杷叶等清热之品。

（三）郁热伤阴型

症见胃纳欠佳，食后腹胀，嗳气，脘部灼热，时而隐痛，拒按，心烦易怒。口干，眩晕，大便干燥，舌红苔少或薄白苔，脉弦细而数。治宜泄热和胃，益阴止痛，方取左金丸与芍药甘草汤加栀子、天花粉。

（四）气滞血瘀型

症见胃脘刺痛，按之更甚，口干不寐，心烦易怒，大便干燥，舌晦暗，苔薄黄，脉弦细而涩，治以活血化瘀，清热止痛。药由七叶莲、丹参、赤芍、当归、莪术、桃仁、佛手干、川楝子、麦谷、炙甘草等组成。

三 疗效观察

（一）评定标准

痊愈：体征消失，胃肠钡餐复查龛影消失，或胃镜复查炎症、肠上皮化生消失。

显效：症状、体征大部分消失，胃肠钡餐复查龛影缩小，或胃镜复查炎症明显改善。

好转：症状、体征好转，胃肠钡餐复查龛影未明显缩小，或胃镜复查炎症已改变。

无效：症状、体征未消失或龛影无变化，以及胃镜复查炎症无变化。

（二）治疗结果

1. 溃疡病组的脾虚气滞型 19 例中：治痊愈者 9 例，显效 5 例，好转 4 例，无效 1 例。

2. 溃疡病组的脾虚湿热型 11 例中：治愈者 5 例，显效 3 例，好转 2 例，无效 1 例。

3. 慢性胃炎组的湿热伤阴型 7 例中：治愈者 2 例，显效 4 例，无效 1 例。

4. 慢性胃炎组的气滞血瘀型 6 例中：治愈者 1 例，显效 4 例，好转 1 例。

5. 慢性胃炎组的脾虚气滞型 3 例中：治愈者 1 例，无效 2 例。

四　病例简介

孙某,男,45岁,战士。诉胃脘部烧灼痛反复有年余,近月来加剧,并伴嗳气、泛酸、神疲乏力,纳食欠佳,大便溏薄,舌淡,苔薄白,脉弦细。X线钡餐检查胃窦黏膜粗糙,十二指肠球部轻度变形。可见黄豆大龛影,周围轻度水肿,局部压痛明显。提示:十二指肠球部溃疡并发炎症。中医辨证拟属胃脘痛的脾虚滞气型。治拟健脾和胃,疏肝理气。取五味异功散加柴胡、白芍、台乌、青皮、蒲公英。连服7剂。胃脘灼热痛大减,精神转佳,大便成形。按上方出入,共服48剂,诸症悉平。X线胃肠钡餐复查。龛影消失,周围水肿消退。

五　体会

本文对56例胃、十二指肠球部溃疡,慢性胃炎患者的临床观察与治疗,初步认为溃疡病绝大多数为脾虚气滞型和脾虚湿热型;慢性胃炎患者以郁热伤阴型、气滞血瘀型为多见。

郁热伤阴型和气滞血瘀型的慢性胃炎患者都具有不同程度热邪所犯的病理存在,故前者取栀子、黄连、天花粉以泄热,后者用七叶莲既能清热又能化瘀。与主药配合,以增强疗效。

第三节　慢性支气管炎、肺气肿与肺心病中医"舌瘀象"探讨

以"舌瘀象"(包括舌面瘀斑、青紫及舌下瘀筋)的综合指征,观察225例慢性支气管炎(简称慢支)、肺气肿与源性心脏病(肺心病)的患者,探讨其在诊断分型上的意义及其客观指标,现把结果简要介绍如下。

一　一般资料

225例中包括慢性支气管炎47例,占20.89%;肺气肿95例,占42.22%;早期肺心病40例,占17.78%;肺心病43例,占19.11%;另健康对照组3例。

中医标本分型(慢支中医辨证分型)。

1. 标证　热疾205例,寒疾20例。

2. 本证　肺气虚47例,脾阳虚44例,肾阳虚126例,肺肾俱虚8例。

二　观察方法

（一）舌诊方法

我们根据中医对望舌的要求和方法，在适中的光线下避免外在因素影响，伸舌姿势以舌体放松，扁平形为宜，视舌腹面时，应张口抬舌，观察不宜过久。

（二）舌下瘀筋分度及"舌瘀象"综合判断

1. 舌下瘀筋分度

（1）舌下黏膜下二条静脉主干不超过舌系带的最远点或主干较正常略粗，主干未见分支，静脉充盈正常或充盈饱满，未见曲张及扭曲或局部隆起者，为Ⅰ°。

（2）舌下黏膜下二条静脉主干增粗，长度达到或超过舌系带与舌尖的1/2，静脉充盈寻常，二条主干可见分支或轻度弯曲者，为Ⅱ°。

（3）舌下黏膜下二条静脉主干明显弯曲或扭曲呈柱状、囊状扩张，并见分支者，为Ⅲ°。

2. 舌瘀象综合判断

本文判断"舌瘀象"系以Ⅰ°舌下瘀筋改变并有舌面瘀斑，青紫或Ⅰ°以上的舌下瘀筋改变者，均为阳性（图1）。

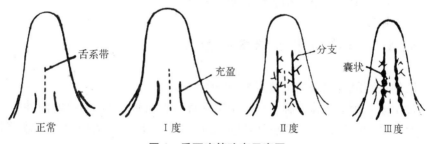

图1　舌下瘀筋改变示意图

三　临床资料

全部病例均按全国慢性支气管炎诊断标准，经中西医临床，胸部 X 线，心电图，超声心动图，生化指标等项检查，排除其他心肺疾患后确诊。

1. 性别　225 例中男性 188 例，女性 37 例。

2. 年龄　3 岁以下 15 例，40～49 岁 42 例，50～59 岁 81 例，60～69 岁 73 例，

70 岁以上 14 例。

3. 病程 小于 10 年者 58 例,11～20 年者 110 例,21～30 年者 32 例,31～40 年者 20 例,大于 40 年者 5 例。

4. 病情 轻度 69 例,中度 109 例,重度 47 例。

5. 诊断 慢性支气管炎 47 例(20.89%),肺气肿 95 例(42.22%),早期肺心病 40 例(17.78%),肺心病 43 例(19.11%)。

6. 中医分型

标证:热痰型 205 例;寒痰型 20 例。

本证:肺气虚 47 例(20.89%);脾阳虚 44 例(19.55%);肾阳虚 126 例(56.0%);阳阳两虚 8 例(3.56%)。

普查对照组 30 例,全部病例经中西医临床、胸部 X 线、心电图、超声心动图及其必要的实验室检查排除心肺病变的健康者。

四 观察结果

(一) 慢支、肺气肿及肺心病与舌瘀象的关系

慢支舌瘀者 47 例(占 21.28%),肺气肿舌瘀者 95 例(24.21%),早期肺心病 40 例(43.0%),肺心病 43 例(48.83%),从表 1 可见舌瘀象改变随慢支、肺气肿和肺心病的病情发展而递增,经统计学处理,慢支与肺气肿两组之间无显著差异($t=0.67$,$P>0.06$),但慢支早期肺心病有明显差别($P<0.06$)。

(二) 慢支舌瘀象与中医标本分型关系

标证的舌瘀象表现以热痰型为主,寒痰型次之。

本证由表 2 所示随肺—脾—肾—阴阳两虚病情发展,而舌瘀象的阳性率呈递增的现象,似可说明,脏象功能愈低,气的运行愈差,血液停滞的病理即容易产生而见瘀象。

表 1 慢支、肺气肿及肺心病与"舌瘀象"关系

诊　　断	例　　数	舌　　瘀(%)	显著性测验
慢支	47	21.28	
肺气肿	95	24.21	A:B($P>0.05$)
早期肺心病	40	45.0	A:C($P<0.05$)
肺心病	43	48.83	A:D($P<0.05$)

表 2　慢支"舌瘀象"与标本分型关系

辨　　证	分　　型	例　　数	舌　瘀(%)
标　证	热痰型辨证	205	63.04
	寒痰型	20	35.0
本　证	肺气虚	47	14.89
	脾阳虚	44	20.45
	肾阳虚	126	41.27
	阴阳两虚	8	50.00

（三）甲皱微循环障碍与"舌瘀象"关系

甲皱微循环的状态能反映血液和组织间物质的交换功能,而观察 19 例舌瘀患者,有甲皱微循环障碍者 16 例,占 84.21%（其中以管样僵硬者 11 例,占 68.75%,帽状瘀血 5 例,占 31.25%）,由此可见,慢支、肺气肿和肺心病"舌瘀象"改变者,甲皱微循环也相应障碍,两者基本一致。

（四）血清纤维蛋白（FDP）与"舌瘀象"的关系

血清 GDP 含量可反映血液纤溶系统活力的高低。65 例慢支患者,其中舌瘀阳性者略高于阴性者,但两组之间未见明显差异（$P > 0.05$）,本实验 21 例对照者正常值 4.2 ± 2.0 mg/L,与舌瘀象的阴性组或阳性组比较,均有明显差异（$P < 0.01 \sim 0.05$）,可见,慢性支气管炎患者血清 FDP 较正常者明显增高,并可能与舌瘀象程度有一定的关系（表 3）。

表 3　血清 FDP 与舌瘀象关系

舌　瘀　象	阳性组（34 例）	阴性组（3 例）	显著测验
血清 FDP 含量	7.64 ± 4.2	6.23 ± 3.92	$t = 1.354$ $P > 0.05$

注：血清 FDP 正常值为 4.2 ± 2.0 mg/L（21 例）。

（五）脉图血流半更新时间及血液平均滞留时间与舌瘀象关系

脉图系反映微循环血流动力学的改变。其中的血流半更新时间 A $<$ T,反映

全身血流更新状况;慢支 10 例舌瘀患者的 A＜T 平均为 10.52±2.50(秒),显著低于正常对照组的 16.52±4.45(秒)(P＜0.001),而舌瘀患者的 TM 平均为 15.62±3.16(秒),亦低于正常对照组 23.84±6.41(秒)(P＜0.001)。可见,慢支舌瘀患者的脉图中 A＜T 及 TM 两项指标比正常者明显偏低,这表明:慢支脉图 A＜T 与 TM 时间减慢者,提示舌瘀象显见,血流瘀滞更为明显(表 4),似乎可认为慢支瘀血的病理性存在,并可作为临床上判断慢支瘀血指标之一。

表 4　脉图与舌病象关系

脉 图 指 标	血流半更新时间	血流平均滞留时间
	A/T(秒)	TM(秒)
正常对照组(30 例)	16.52±4.45	23.84±6.41
舌瘀象 10 例	10.52±2.50	15.62±3.16
显著测验	$t=4.67$, $P＜0.01$	$t=5.34$, $P＜0.001$

(六) 肺血流图与舌瘀象关系

肺血流图是反映肺血液供应情况和血管壁弹性状态的一种方法。肺血流图正常对照组与慢支舌瘀患者比较,实验结果:舌瘀象的主波幅平均为 0.27±0.075(Ω)低于正常对照组 0.433±0.109(Ω),舌瘀象患者的流入时间为 0.27±0.04(秒),迟于对照组 0.33±0.45(秒),舌瘀象患者的阻力指数平均为 1.47±0.63,低于对照组 1.18±0.18(表 5)。提示:血管弹性差,血流迟缓,血流阻力较强,从而导致瘀血的病理状态,可见,肺血流图的主波幅度项目与慢支并发肺气肿、肺心病的瘀血机制可能相同,似可作为舌瘀象指标之一。

表 5　肺血流图与舌瘀象关系

	主 波 幅	流入时间(秒)	阻 力 指 数
正常对照组(10 例)	0.433±0.109	0.33±0.15	1.18±0.18
舌瘀象(27 例)	0.27±0.075	0.27±0.04	1.47±0.63

五　讨论与小结

(一) 舌下瘀筋与瘀血证的关系

在古代中医学已有论述,认为舌为深红绛而色暗即紫,淡紫而全无红意为青。《舌鉴》中论述,青紫舌主热极、酒毒或虚寒或瘀血证。近代医学界多视为瘀血之征。正如《辨舌指南》指出"舌边色青者,有瘀血郁阻也""青紫是有瘀血"。目前国内多将舌下瘀筋作为观察诊断瘀血证的指标之一。本文亦将舌面青紫及舌下瘀筋作为"舌瘀象"指征,观察慢支、肺气肿及肺心病"气滞血瘀的病理变化"。

(二)瘀血病机及形成和常用活血化瘀方法

有关瘀血的发病机制的论述可以追溯于两千年前我国最早的医学著作《黄帝内经》,如《素问·调经论》中说"寒浊留则血凝泣……"提出了寒邪可以致血凝,为瘀血病机的最早论述。《素问·阴阳应象大论》又说:"血实者宜决之"(血实,即指瘀血;决之,即泻血以祛瘀之意),为活血化瘀治疗原则较早论述。

至汉代,张仲景在《伤寒论》和《金匮要略》的经典著作中,关于瘀血证的理、法、方、药有了较详的辨证论治,如"蓄血证""癥病",积累了丰富的临床经验,创立了11首活血化瘀方。

清代唐容川《血证论》,对瘀血证的病因、病机、诊断和治则有了更全面论述,如对咳、痰、喘之证的有关瘀血的病因病机亦较详述。还有王清任所著《医林改错》一书中记载了50余种的瘀血病证,认为"久病入络则瘀血",强调活血与补气的关系,近代文献报告对本虚标实的瘀血证治疗,亦重视补气活血,采用黄芪配丹参,人参配三七等治疗。

(三)瘀血的形成

机体瘀血的发生发展,大致与寒热之邪的诱发有关,同时与内在脏腑功能不足,有着密切关系。此外,还有外伤、出血史,情志抑郁及产后瘀血等因素。下面着重谈两个方面。

1. 寒热之邪侵袭 《内经》中提出:"寒邪客之……则血流不畅。"王清任提出:"血受寒则凝结成块""阳虚血必滞"。又说"血受热则煎熬成块"。以上论述揭示了外寒之邪可成瘀,阳虚生寒也可形成瘀,或热邪侵犯,煎熬血液亦致瘀。

2. 气血不足 中医认为,"气为血帅,气行则血行,气滞则血滞"。气和血关系密切,二者相互依存,相互影响。气和血既是脏腑功能的表现,又是其功能活动的产物。气为阳,为功能的动力,血为阴,为物质基础。说明了人体血液的正常循行,须靠气的功能推动。反之,气虚则帅血无力,血虚则脉道艰涩,皆致血行不畅而致血瘀。

（四）临床常用活血化瘀法

有散寒祛瘀、清热祛瘀、益气祛瘀、养血祛瘀、行气祛瘀、温阳祛瘀、破血祛瘀等治疗方法。

（五）慢支并发肺气肿、肺心病的"舌瘀象"发生

可能与肺内压力增高、血流凝滞、血液黏稠度增高，导致局部微循环障碍有关，从而反映于舌。我们经过两年来观察 225 例慢支患者，其观察结果："舌瘀象"的阳性率仍依次为肺心病＞早期肺心病＞肺气肿＞慢支。在中医本证分型其"舌瘀象"的阳性率热痰型为 63.04%，寒痰型 35.0%。证之古代论述"气滞血瘀"与咳、痰、喘有一定关系，唐容川指出："盖人身气逆，不可寒滞，内有瘀血，由血凝气遏，不可升降，是以壅而为咳，痰饮为瘀所阻……更为阻塞肺叶……是以倚息不得卧……"又云："经知痰水之壅，由瘀血使然，但去瘀血，则痰水自消。"提出本病标本分型均有瘀血存在。因此，在慢支标本分型与治则方法比较中如：慢支 89 例加用活血化瘀药与 1975 年慢支 162 例未施活血化瘀的疗效总评比较，其临控率从 48.2% 提高至 68.4%，非临控率从 51.8% 降到 31.5%。可见，在辨证论治的基础上，结合瘀血的轻重，适当配合活血化瘀药即可提高疗效。

（六）观察慢支舌瘀象和甲皱微循环、脉图、肺血流图及血清 FDP 等客观指标变化

其结果：慢支舌瘀象者多见有甲皱循环障碍，多以管样僵硬，帽状瘀血为主。慢支舌瘀象患者的脉图中 ALT 及 TM 两次指标比正常对照组明显偏低，可见慢支脉图指标变化与舌瘀象有一定关系。慢支肺血流图主波、流入时间，阻力指数分别低或迟于对照组，提示血管弹性差，血流迟缓，血流阻力较强，从而导致舌瘀象。再从慢支血清 FDP 显著高于对照组，似乎可以说明，舌瘀象患者存在着血凝相对亢进状态。

慢支肺、脾、肾虚，先气虚，气阳俱虚，则鼓动乏力，气行不畅，血运受阻，故致气虚兼瘀，阳虚兼瘀的瘀血病理改变，通过现代医学的四项指标改变与舌瘀象存在相关，我们认为，在慢支—肺气肿—肺心病的病情演变过程中，在治疗上应考虑予以调整全身血液循环功能，方能疏通血脉，祛瘀滞，促使血流加速，改善局部的微循环流量，进一步改善局部组织营养，促使功能恢复。

第四节　草药"二丹汤"治疗
流感临床疗效分析

我们在院、社巡回医疗工作中,收集民间治疗流行性感冒(简称流感)有效的中草药"红花刺头"和"丹热草"组成复方"二丹汤",于 1975 年 7～8 月在当地流感大流行期间,组织现场验证,现将 53 例观察结果分析如下。

一　药物介绍

红花刺头,马鞭草科,马樱丹属植物五色梅,味淡,性凉。清热解毒,散结止痛。含马樱丹碱,有退热作用。

丹热草,锦葵科,贡花稔属植物贡花稔。别名:山桃,味微苦,性寒,我省各地用于治疗流感高热、肝炎、小儿疳积、消化不良等疾病。

二　方剂、用法

鲜马樱丹根二两,贡花稔四两,晒干,切碎,水煎浓缩成 60 mL,装瓶密封,高压备用。成人每次 20 mL,每日 3 次,小儿酌减,3 天为 1 个疗程。

三　观察对象及方法

观察对象,厦门公社社员 53 例,男性 33 例,女性 20 例,年龄最小 4 岁,最大 56 岁。10 岁以下 20 例,11～20 岁 17 例,21～40 岁 10 例,41 岁以上 6 例。

观察方法:采用流行区巡回治疗,送医送药上门,治疗前后各做血常规检查 1 次,服药后每日观察 1～2 次,并填好观察登记表。

四　观察结果

(一) 疗效标准(根据 1972 年全国防治慢性气管炎工作会议制订)

1. 痊愈　服药后 48 小时以内,患者主要体征和症状(如体温、头痛、全身酸痛等)好转 90% 以上。

2. 好转　服药后 48 小时以内,患者主要体征和症状明显改善达到 70%～

80％者。

3. 无效　不符合痊愈和好转标准者,列为无效。

(二)疗效分析

1. 总疗效见表1

表1　疗效比较

	痊愈(%)	好转(%)	无效(%)
例数(53)	38(71.69)	10(18.87)	5(9.44)

表1中有效例数为48例,占90.56％。

2. 发病时间与疗效关系见表2

表2　发病时间与疗效关系

发病日数	有效(%)	无效(%)
1~2天	31(58.49)	5(9.44)
3~5天	17(32.07)	
合　计	48(90.56)	5(9.44)

3. 病情与疗效　体温在39℃以上为重度,在38.1~39℃为中度,在38℃以下为轻度。其病情与疗效的关系如表3。

表3　病情与疗效关系

	痊愈(%)	好转(%)	无效(%)
轻度(例)4	4(7.55)		
中度(例)28	19(35.85)	6(11.32)	3(5.66)
重度(例)21	15(28.30)	4(7.55)	2(3.77)

4. 降温时间　53例中,5例降温时间已超过37小时以上,并作无效处理,以48例在36小时以内降低体温者计算。其降温时间见表4。

表4　48例降温时间分析

	12小时以内(%)	13~18小时(%)	31~36小时(%)
例　数	41(85.42)	5(10.41)	2(4.17)

5. 临床主症消失时间 53 例中 5 例因体温在 2 天未见降低,不列入统计。以 48 例主要症状在 24 小时内消失者计算,如发热畏冷、头痛和周身酸痛等,临床主症消失时间见表 5。

表 5 48 例临床主症消失时间

症 状 与 例 数	24 小时内消失(%)	24 小时内未消失者(%)
发热(48)	38(79.17)	10(20.83)
畏冷(36)	36(100)	0
头痛(41)	39(95.12)	2(4.83)
周身酸痛(39)	39(92.31)	3(7.69)
咽充血(30)	25(83.33)	5(16.67)
眼结膜充血(42)	36(85.71)	6(14.29)

6. 53 例血液检查结果 白细胞总数在 $4.0 \times 10^9/L$ 以下者有 2 例,在 $4.0 \times 10^9 \sim 10.0 \times 10^9/L$ 者 15 例,在 $10.0 \times 10^9/L$ 以上者占 6 例,可见这次观察的流感患者的白细胞总数多数在正常范围或偏低。

五 小结

(1)二丹汤治疗流感 55 例,有效率 90.56%,痊愈率占 71.6%,5 例无效者中,2 例并发急性扁桃腺炎,1 例并发急性支气管炎,加服祛痰剂后体温开始下降,其他 2 例,与服药剂量不足有关。

(2)53 例观察中,仅发现个别患者服药后有轻度恶心,未见其他副反应。

(3)红花刺头和丹热草药源丰富,经济简便,疗效确切,便于推广。

第五章 临 证 医 案

第一节 脾 胃 病 医 案

一 胃脘痛 10 例

案例 1：陈某，女，60 岁，2013 年 11 月 14 日初诊。

主诉：胃脘闷痛 2 周。

刻诊：胃脘及两胁闷痛，晨起颜面肿胀，夜间口干痰多，夜寐梦多，既往鼻窦炎，晨起有痰，黄白相兼，纳可，大便初偏软，后呈糊状，日行 3～4 次，小便调，右侧头皮疼痛数年，舌淡红苔黄腻干，舌边齿痕（彩图 1），舌下脉络Ⅲ°迂曲（彩图 2），脉弦滑。

诊断：胃脘痛。

辨证：肝胃郁热，气滞血瘀。

治法：疏肝理气，活血止痛。

处方：（1）黄芩 10 g，柴胡 10 g，川楝子 10 g，延胡索 15 g，青皮 9 g，生麦芽 30 g，甘杞 10 g，枳壳 9 g，郁金 9 g，瓜蒌 15 g，薤白 12 g，白术 12 g，甘草 3 g。7 剂，日一剂，水煎，日分两次饭后温服。

（2）天麻钩藤颗粒，每次 1 包，每日 3 次。

按语：患者胃脘闷痛连及两胁，右侧头皮疼痛，舌苔黄腻干，脉弦滑，考虑肝胃郁热，故治以疏肝清热利湿，理气和胃止痛，患者既往鼻窦炎，夜间口干痰多，予加用化痰之品。

二诊：2013 年 12 月 5 日。药后痰少嗽除。刻诊：胸胁紧痛，剑突下闷胀硬痛，喘气及弯腰时痛甚，纳可，咽痛，牙龈肿痛，口唇溃烂，夜寐欠佳，梦多，大便日 3 次，急迫，糊状，小便调。头痛缓解，舌淡红苔黄厚腻（彩图 3），舌下Ⅲ°迂曲（彩图 4），脉滑弦。

诊断：胃脘痛。

辨证：肝胃郁热，气滞血瘀。

治法：疏肝理气，活血止痛。

处方：(1)柴胡9 g,萼梅6 g,川楝子10 g,延胡索15 g,莪术9 g,枳壳9 g,九香虫6 g,菜豆壳15 g,风褪15 g,马蹄金15 g,青皮9 g。7剂,日一剂,水煎,日分两次饭后温服。

(2)血府逐瘀口服液,每次1支,每日2次。

按语：患者经清热化痰治疗后,痰明显减少,咳嗽已除,目前仍胸胁紧痛,喘气及弯腰时明显,考虑气滞血瘀所致,故予加用血府逐瘀汤及调整中药处方治法,治以疏肝理气,活血止痛,患者大便急迫欲便,考虑肝气偏旺,肠内积气所致,故予加用菜豆壳及风褪以消风理气。

三诊：2013年12月12日。药后症减。刻诊：胸胁紧痛及剑突下闷胀硬痛症减,咽痛,牙龈肿痛,口唇溃烂,头痛,口干口淡,无再喘气,夜寐梦多,晨起痰多,鼻涕多,质黏色白,纳可,大便日3次,急迫,糊状,小便调,舌淡红苔黄厚腻干(彩图5),舌下脉络Ⅲ°迂曲(彩图6),脉弦滑。

诊断：胃脘痛。

辨证：肝胃郁热,气滞血瘀。

治法：疏肝理气,活血止痛。

处方：(1)柴胡9 g,萼梅6 g,川楝子10 g,延胡索12 g,莪术9 g,枳壳10 g,厚朴10 g,枇杷叶10 g,炒莱菔子9 g,焦神曲、焦山楂、焦麦芽各15 g。7剂,每日1剂,水煎日分两次饭后温服。

(2)血府逐瘀颗粒冲剂3盒,每次1包,每日3次。

按语：患者经加用理气活血止痛之品后,胃脘及胸胁疼痛明显缓解,患者大便次数仍较多,糊状,晨起痰多,考虑饮食积滞所致,予调整处方,治以疏肝理气,活血止痛,兼以健脾消食,理气化痰。

案例2：陈某,女,27岁,2013年12月26日初诊。

主诉：胃脘闷痛1周。

刻诊：胃脘闷痛,呈持续性,伴嗳气,反酸烧心,腰酸背痛,形寒肢冷,喜热饮食,纳可,寐尚可,大便2～4日1行,干结难解,排便费力,小便自调,2013年7月23日莆田县医院查电子胃镜：CSG。Lmp：2013年12月2日,量少,色正常,常提前1周,无心烦急躁。舌晦红,苔薄白(彩图7),舌下脉络Ⅰ°迂曲(彩图8),脉沉细弦滑。

诊断：胃痛。

辨证：脾胃虚寒,瘀血内阻。

治法：温中健脾,活血止痛。

方药：附子理中汤合下瘀血汤加减。地鳖虫6 g,桃仁6 g,生大黄4 g(后下),党参15 g,茯苓16 g,柴胡9 g,炮姜6 g,大枣10 g,生姜3片,甘草3 g,白术10 g。7剂,日一剂,水煎日分两次饭后温服。

按语：患者胃脘闷痛,呈持续性,形寒肢冷,喜热饮食,舌苔薄白,脉沉细,故脾胃虚寒可诊断,患者疼痛持续,舌晦,舌下脉络Ⅰ°迂曲,故瘀血内阻可诊断,故治以温中健脾,活血止痛,方拟附子理中汤合下瘀血汤加减,患者大便干结难解,数日一行,脉滑,考虑肠道有积热,故予加用生大黄以泻热通便。

二诊:2014年1月16日。服上药后下腹部疼痛明显,大便稀烂,停药后大便仍干结。刻诊:大便2日1行,干结难解,胃脘疼痛缓解,下腹部仍痛,白带量多,色白,反酸烧心,口干口苦,腰酸背痛,怕冷肢凉,喜热饮食,纳可寐安,小便调,舌红苔黄(彩图9),舌下脉络Ⅰ°迂曲,脉弦细滑。

诊断:带下病。

辨证:脾虚湿盛。

治法:健脾利湿止带。

处方:(1)党参18g,白术15g,黑荆芥9g,银杏9g,椿根15g,茯苓20g,白芍15g,柴胡9g,陈皮6g。7剂,日一剂,水煎,每日分两次饭后温服。

(2)麻仁丸,每次10g,每日2次。

按语:患者经上述治疗后,胃脘疼痛缓解,但下腹部疼痛,白带量多,考虑脾虚带下,治以健脾利湿止带,患者大便仍干硬,予加用麻仁丸润肠通便处理。

案例3:黄某,女,25岁,2014年1月23日初诊。

主诉:反复胃脘胀痛1月余。

刻诊:饥饿时胃痛,餐后胃胀,纳少,泛酸烧心,口干口苦,怕冷肢凉,喜热饮食,寐欠佳,梦多,大便调,小便调。舌淡暗苔白腻(彩图10),舌下脉络无迂曲(彩图11),脉沉细。Lmp:2013年12月28日正常。

辅助检查:2014年1月13日。查胃镜示:慢性浅表性胃炎伴糜烂,HP(-)(彩图12)。病理检查示:(胃窦)窦部黏膜组织3块示重度浅表性胃炎,黏膜间质水肿(彩图13)。

诊断:胃痛。

辨证:脾胃虚寒。

治法:温中健脾,化湿行气。

处方:(1)香砂六君子汤加减。苍术10g,白术10g,茯苓10g,防风10g,陈皮6g,木香9g,砂仁6g,桂枝6g,生姜3片,大枣10g,甘草3g。7剂,日1剂,水煎日分两次饭后温服。

(2)胃乐宁,每次2片,每日3次。服用7天。

按语:患者胃痛,纳少,食后胃胀,为脾气虚弱之表现,结合其怕冷肢凉,喜热饮食,舌淡苔白,脉沉细,故考虑以损及脾阳,故辨为脾胃虚寒,患者苔白腻,考虑因脾虚导致湿浊运化不畅,故治疗上应予温中健脾为主,并佐以化湿行气之品。

二诊:2014年1月30日。患者诉胃脘胀痛较前明显缓解,刻诊:饥饿时偶有胃痛,餐后胃胀减,纳食较前增多,反酸烧心减轻,口干口苦缓解,怕冷肢凉缓解,寐好转,梦仍偏多,二便调。舌淡暗苔薄白腻,舌下脉络无迂曲,脉沉细。Lmp:2014

年 1 月 27 日,正常。

诊断:胃痛。

辨证:脾胃虚寒。

处方:(1)白术 10 g,茯苓 10 g,防风 10 g,酸枣仁 10 g,陈皮 6 g,木香 9 g,砂仁 6 g,桂枝 6 g,生姜 3 片,大枣 10 g,甘草 3 g。7 剂,日一剂,水煎日分两次饭后温服。

(2)胃乐宁,每次 2 片,每日 3 次,服用 7 天。

按语:患者服上药后,症状明显缓解,舌苔较前减薄,考虑湿邪较前明显消除,故治疗上,可予去除苍术,患者夜寐仍梦多,故予加用酸枣仁养心安神,余处方用药基本同前。

案例 4:纪某,女,55 岁,2013 年 11 月 21 日初诊。

主诉:反复胃脘闷痛 2 个月。

刻诊:胃脘闷痛,呈持续性,睡觉时背心发凉,入睡困难,胃脘不适时,精神疲倦,纳食节制,大便 1～2 日一行,干结难解,小便自调,舌暗红苔薄黄,舌下脉络 I°迂曲,脉沉细。

诊断:胃痛。

辨证:脾胃虚寒。

治法:温中健脾,益气通便。

处方:附子理中汤加减。党参 15 g,漂附子 10 g,干姜 6 g,制半夏 10 g,黄芪 15 g,防风 9 g,白术 15 g,炙甘草 6 g,女贞子 30 g。7 剂,日一剂,水煎日分两次饭后温服。

按语:患者胃脘闷痛,背心发凉,精神疲倦,脉沉细,考虑脾胃虚寒所致,故治以温中健脾,方拟附子理中汤加减,患者大便干结,1～2 日一解,考虑脾阳虚弱,肠道推动无力所致,故予加用生黄芪、生白术以健脾益气,润肠通便,并加用大剂量女贞子以增强润肠通便之功。

二诊:2013 年 11 月 28 日。药后症减,刻诊:进食略多即感胃脘胀痛,嗳气,睡觉时背心发凉,头皮偶麻,入睡困难,夜间发凉,精神好转,大便 2 日一行,干硬难解,小便自调,舌红苔薄黄少苔,舌下脉络 I°迂曲,脉沉细,口干喜饮。

诊断:胃痛。

辨证:阴阳两虚。

处方:金匮肾气丸加减。黄芪 15 g,白术 10 g,干姜 6 g,制附子 10 g,山茱萸 10 g,丹皮 9 g,生地 15 g,淮山药 15 g,茯苓 15 g,泽泻 9 g,桂枝 6 g,女贞子 30 g,乌梅 6 g,石斛 12 g。7 剂,日一剂,水煎日分两次饭后温服。

按语:患者经温中健脾治疗后,胃脘闷痛较前好转,但仍怕冷,大便干硬,2 日 1 行,舌苔较前减少,舌偏红,伴口干喜饮。故考虑患者阳虚之余还伴有阴虚,且阳虚较重,宜温补肾阳以助脾阳的生成,故治以温补脾肾阳气,养阴清热。

三诊：2013 年 12 月 5 日。药后症减。刻诊：进食不慎仍感胃脘胀痛，嗳气，睡觉时背心发凉症减，口干喜饮，头皮麻症减，入睡困难，易醒，精神可，大便 3 日未解，干结难解，小便调，舌红苔薄黄偏干，舌下脉络Ⅰ°迂曲，脉沉细弦。

处方：11 月 28 日方去附子，加白芍 15 g，仙鹤草 20 g，甘草 5 g。7 剂，日 1 剂，水煎日分两次饭后温服。

按语：患者经温补脾肾阳气后，背心发凉较前减轻，但大便仍干结，3 日未解大便，且舌苔薄黄偏干，考虑附子太过燥热，故予去附子，患者脉弦，加用白芍、甘草养肝柔肝，酸甘化阴，并予加用仙鹤草以益气补虚。

四诊：2013 年 12 月 12 日。药后症状仍反复发作，刻诊：餐后胃脘胀痛，嗳气，纳少，头晕乏力，睡觉时背心发凉，症减，头皮麻，口干喜饮，入睡尚可，大便 1～2 日一行，时干时稀，小便调，舌红苔薄黄，舌下脉络Ⅰ°迂曲，脉沉细。

诊断：胃痛。

辨证：脾虚气滞，阴阳两虚。

处方：（1）11 月 28 日方继续服用 7 剂。

　　　　（2）理中丸，每次 6 g，每日 2 次。

按语：患者经停用附子，改用上方后大便较前明显好转，但怕冷及胃痛仍反复，故续服 11 月 28 日方以温补脾肾，养阴清热。并加用附子理中丸口服以增强温中健脾之效。

案例 5：江某，男，30 岁，2014 年 1 月 16 日初诊。

主诉：反复胃痛 1 个月。

刻诊：胃脘隐痛，半夜明显，稍胃胀，无嗳气，反酸，烧心，大便日 2 次，不成形，糊状，完谷不化，不带血，便意频数，神疲乏力，口干无口苦，口周痤疮，纳尚可，寐尚可，舌红苔黄腻（彩图 14），舌下Ⅱ°迂曲，脉弦数。

诊断：胃痛。

辨证：寒热错杂。

治法：温中健脾，清热利湿。

方药：半夏泻心汤加减。太子参 15 g，炮姜 6 g，制半夏 6 g，黄芩 6 g，黄连 3 g，土茯苓 30 g，蝉蜕 6 g，茯苓 15 g，淮山药 15 g，甘草 3 g。7 剂，日一剂，水煎日分两次饭后温服。

按语：患者胃脘隐痛，大便完谷不化，神疲乏力，为脾胃虚寒之证；泛酸、烧心，大便糊状，便意频数，为湿热内蕴之证；故治以温中健脾，清热利湿，方拟半夏泻心汤加减治疗。

二诊：2014 年 1 月 23 日。药后大便症减，但仍胃痛，刻诊：夜间胃脘胀痛，压痛，纳一般，大便日 2 行，较前成形，完谷不化减，便意仍频数，精神稍倦，夜寐可，口周痤疮上唇好转，下颌仍较多，小便调。舌红苔黄厚腻（彩图 15），舌下Ⅱ°迂曲（彩图 16），脉弦数尺滑。

诊断：胃痛。

辨证：寒热错杂。

治法：温中健脾，清热利湿。

方药：半夏泻心汤加减。1月16日方加槐花15 g，侧柏叶15 g，知母9 g，黄柏5 g。7剂，日一剂，水煎日分两次饭后温服。

按语：患者经上述药物治疗后，症状缓解，下颌痤疮较多，考虑下焦湿热较著，故予加用知母、黄柏清下焦湿热，患者便意频数，考虑肠道湿热，予加用槐花、侧柏叶以清肠道湿热。

案例6：邱某，男，43岁，2013年12月26日初诊。

主诉：反复胃痛10余年，复发1个月。

刻诊：胃脘闷痛，饥饿时尤甚，餐后偶痛，无泛酸烧心、嗳气，纳可寐安，口干口苦，夜间尤甚，大便日行3～5次，稀烂，无完谷不化，小便调，舌红苔薄白，舌下脉络无迂曲，脉细弦，舌边齿痕。

诊断：胃痛。

辨证：脾虚气滞。

治法：健脾理气止痛。四神各15 g，党参10 g，佛手干10 g，柴胡10 g，枳壳10 g，青皮9 g，焦神曲、焦山楂、焦麦芽各15 g，白芍15 g，甘草3 g。7剂，日1剂，水煎日分两次饭后温服。

按语：患者胃脘闷痛，饥饿时尤甚，大便日行数次，便质稀烂，舌苔薄白，舌边齿痕，脉细弦，故考虑脾虚气滞所致，故治以健脾理气止痛，方中四神为莲子、薏苡仁、芡实、山药，为健脾利湿，收涩止泻之良药，乃涂教授经验方，并予四逆散以疏肝理气，助脾运化，患者餐后偶有胃痛，提示脾运无力，故予加用焦神曲、焦山楂、焦麦芽以健脾消食。

二诊：2013年1月6日。药后症减，刻诊：胃脘闷痛较前缓解，无泛酸烧心、嗳气，纳可寐安，口干口苦缓解，大便日行1～2次，便质较前成形，无完谷不化，小便调，舌红苔薄白，舌下脉络无迂曲，脉细弦，舌边齿痕。

诊断：胃痛。

辨证：脾虚气滞。

治法：健脾理气止痛。

处方：四神各15 g，党参10 g，佛手干10 g，柴胡10 g，枳壳10 g，青皮9 g，焦神曲、焦山楂、焦麦芽各15 g，白芍15 g，甘草3 g。7剂，日一剂，水煎日分两次饭后温服。

按语：患者经上述药物治疗后症状明显缓解，同意续上方巩固治疗。

案例7：吴某，女，50岁。2013年11月28日。

主诉：胃脘胀痛5天。

刻诊：胃脘胀痛，晨起饱胀，嗳气，精神倦怠，右下腹酸胀，大便调，偶有尿急尿频,无尿痛,寐可,纳可,心烦急躁,舌淡红苔薄白,舌边齿痕(彩图17),舌下脉络Ⅲ°度迂曲(彩图18),脉细弦。

诊断:胃脘痛。

辨证:饮食不节,伤及脾胃。

治法:消食化积,理气和胃。

处方:保和丸加减。生薄荷6g(后下),连翘9g,神曲10g,桑叶6g,山楂10g,茯苓15g,陈皮9g,炒莱菔子6g,白芷9g,生姜3片g,甘草3g,制半夏9g。7剂,日1剂,水煎日分两次饭后温服。

按语:患者因饮食不慎致胃脘胀痛,嗳气,故治宜消食化积,方拟保和丸加减。

二诊:2013年12月5日。药后症减,刻诊:胃脘闷痛,嗳气除,饱胀,纳少,倦怠,无再右下腹酸胀,二便调,寐欠佳,嗜睡,怕冷,舌淡红苔薄白,舌边齿痕(彩图19),舌下脉络Ⅱ°迂曲(彩图20),脉细弦。

辨证:脾胃虚寒。

处方:太子参15g,淮山药15g,茯神12g,浙贝母10g,海螵蛸15g,甘草3g,生姜3片,大枣10g,肉苁蓉15g,桂枝6g,白芍5g。7剂,日一剂,水煎日分两次饭后温服。

按语:患者经消食化积治疗后,嗳气除,右下腹酸胀除,刻诊仍有胃脘闷痛,饱胀,纳少,倦怠,怕冷,嗜睡,苔薄白,舌边齿痕,考虑为脾胃虚寒之征,故治以温中健脾,方拟桂枝汤加减,患者倦怠,嗜睡,提示气虚不足,故予太子参健脾益气养阴,患者饮食欠佳,予茯神健脾安神,患者胃脘闷痛,予浙贝母、海螵蛸以保护胃黏膜。

三诊:2013年12月12日。药后症减,刻诊:夜间平卧时胃脘闷痛,饱胀,饥饿时少腹右侧闷痛,嗳气洪亮,夜寐好转,怕冷,精神好转,小便量少,大便日行1次,初成形,后偏软,舌淡红苔薄白,舌边齿痕(彩图21),舌下脉络Ⅱ°迂曲(彩图22),脉细弦。

诊断:胃痛。

辨证:脾胃虚寒,气机阻滞。

处方:(1)炮姜6g,九香虫6g,延胡索15g,制生附子9g,柴胡10g,青皮9g,陈皮6g,焦神曲、焦山楂、焦麦芽各20g,鸡内金10g,桑叶10g。7剂,日一剂,水煎日分两次饭后温服。

(2)保和丸,每次10g,每日2次。

按语:患者目前胃脘仍有闷痛,饱胀,嗳气洪亮,脉弦,考虑气机阻滞所致,故治以温中散寒,疏肝理气和胃止痛。

四诊:2014年1月23日。药后症状略有缓解。刻诊:胃脘疼痛,天凉时明显,餐后症著,口干,大便日行1次,成形质软,脖颈紧胀,伴头痛,嗳气,烧心,反酸,无心悸,舌淡红苔薄白(彩图23),舌下脉络Ⅱ°迂曲(彩图24),脉细弦弱。

诊断:脾胃虚寒,气滞血瘀。

处方:(1)黄芪15 g,桂枝6 g,生姜3片,当归9 g,大枣10 g,甘草3 g,川芎6 g,丹参10 g,延胡索15 g。7剂,日1剂,水煎日分两次饭后温服。

(2)胃乐宁,每次2片,每日3次。

按语:患者仍有胃脘疼痛,以天凉时明显,故治以温中健脾,理气止痛,方拟黄芪建中汤加减。

案例8:谢某,男性,33岁,2014年1月23日初诊。

主诉:反复胃脘胀痛3个月。

辅助检查:2013年10月23日查胃镜示:慢性浅表性胃炎伴糜烂(长庚医院)。

服用西药治疗后症状无明显缓解。刻诊:胃脘胀痛,餐后饱胀,纳少,寐欠安,每日5~6小时,无反酸烧心,大便2~3日一行,成形软,小便调,咽似物梗,无痰,无心烦,舌暗红苔薄黄(彩图25),舌下脉络Ⅲ°迂曲(彩图26),脉弦滑。

诊断:胃痛。

辨证:痰气郁滞,气滞血瘀。

治法:理气化痰,消痞散结,活血止痛。

处方:二陈汤加减。制半夏9 g,陈皮6 g,茯苓10 g,竹茹9 g,生姜3片,大枣10 g,枳壳9 g,全蝎6 g,延胡索10 g。7剂,日一剂,水煎日分两次饭后温服。

按语:患者胃脘胀痛,咽似物梗,脉弦滑,考虑痰气郁滞所致,故予二陈汤加减,结合患者舌暗红,舌下脉络Ⅲ°迂曲,故考虑气滞郁久入络,瘀血内阻,故予加用枳壳、全蝎、延胡索以理气活血止痛。

二诊:2014年1月23日。药后症减,刻诊:胃脘胀痛缓解,进食较多仍饱胀,纳食较前好转,寐欠安,每日5~6小时,大便2~3日一行,成形软,小便调,咽似物梗较前减轻,舌暗红苔薄黄,舌下脉络Ⅲ°迂曲,脉弦滑。

诊断:胃痛。

辨证:痰气郁滞,气滞血瘀。

治法:理气化痰,消痞散结,活血止痛。

处方:二陈汤加减。制半夏9 g,陈皮6 g,茯苓10 g,竹茹9 g,生姜3片,大枣10 g,枳壳9 g,全蝎6 g,延胡索10 g,焦神曲、焦山楂、焦麦芽各10 g。7剂,日一剂,水煎日分两次饭后温服。

按语:患者经上述药物治疗,症状较前缓解,目前进食较多则仍胃胀,故予加入焦神曲、焦山楂、焦麦芽以健脾消食。余治疗同前。

案例9:许某,女,75岁,2014年1月23日初诊。

病史:胃脘疼痛2周。

刻诊:胃脘酸疼,无规律,连及右胁,纳可,口干,寐差,入睡困难,倦怠乏力,阴道及尿道下垂,睡前咽痒欲咳,鼻塞流清涕,晨起颜面浮肿,小便蛋白(+),大便日行1次,黏稠,舌淡红,苔薄白(彩图27),舌下脉络Ⅱ°迂曲,脉弦细。

诊断：胃脘痛。

辨证：脾肾两虚。

治法：健脾补肾。当归 10 g，白芍 10 g，山茱萸 10 g，丹皮 9 g，桑葚子 15 g，生地 15 g，黄芪 18 g，淮山药 15 g，泽泻 9 g。7 剂，日一剂，水煎日分两次饭后温服。

按语：患者胃脘酸疼，倦怠乏力，晨起颜面浮肿，小便蛋白阳性，故考虑脾肾两虚，治宜健脾补肾。

二诊：2014 年 1 月 30 日。药后症减，刻诊：胃脘酸疼，无规律，无再连及右胁，纳可，口干缓解，夜寐好转，入睡困难好转，倦怠乏力缓解，阴道及尿道下垂，睡前咽痒欲咳，鼻塞流清涕，晨起颜面浮肿，小便蛋白（＋），大便日行 1 次，成形，舌淡红，苔薄白，舌下脉络Ⅱ°迂曲，脉弦细。

诊断：胃脘痛。

辨证：脾肾两虚。

治法：健脾补肾。当归 10 g，白芍 10 g，山茱萸 10 g，丹皮 9 g，桑葚子 15 g，生地 15 g，黄芪 18 g，淮山药 15 g，泽泻 9 g。7 剂，日一剂，水煎日分两次饭后温服。

按语：患者经上述治疗，症状较前缓解，同意继续服用前方巩固治疗。

案例 10：郑某，女，70 岁，2014 年 1 月 9 日初诊。

主诉：反复胃脘胀痛 2 个月，既往查胃镜：慢性萎缩性胃炎伴异型增生。

刻诊：胃脘胀痛，痛无规律，纳少，口干，偶烧心，夜寐欠佳，日寐约 4 h，精神疲倦，尿频尿急，无尿痛，右侧腰酸，小便色黄，大便 1～3 日 1 行，干结难解，偶有头晕，舌淡红，苔中黄腻（彩图 28），舌下脉络Ⅱ°迂曲（彩图 29），脉弦。

诊断：胃痛。

辨证：脾虚湿热。

治法：健脾清热利湿。

处方：太子参 15 g，葛根 12 g，桑寄生 15 g，制半夏 9 g，茯苓 15 g，竹茹 9 g，陈皮 6 g，鸡血藤 15 g，九香虫 6 g，猫须草 15 g，金钱草 15 g。7 剂，日一剂，水煎日分两次饭后温服。

按语：患者胃脘胀痛，痛无规律，伴口干，烧心，大便干结，小便色黄，舌苔中部黄腻，故考虑湿热内蕴所致，故治以清热利湿为主，佐以健脾益气，患者尿频尿急，小便色黄，故予加入猫须草、金钱草以清热利湿通淋。

二诊：2014 年 1 月 16 日。药后症减。刻诊：偶精神紧张时再感胃脘隐痛，无再烧心，纳少，口干，夜寐欠佳，日寐约 4 小时，精神疲倦，尿频尿急缓解，右侧腰酸，步行较多时明显，小便色黄减，大便日行 1 次，质软成形，偶偏干，偶头晕，否认高血压，舌淡红偏暗，苔黄厚腻（彩图 30），舌下脉络Ⅱ°迂曲（彩图 31），脉细弱。

诊断：脾虚湿热。

处方：紫苏梗 9 g，黄连 5 g，白术 18 g，枳壳 12 g，厚朴 9 g，槟榔 6 g，麦芽 30 g，谷芽 10 g，山楂 9 g，炒莱菔子 10 g，生大黄 4 g，笔仔草 12 g，猫须草 15 g，泽泻 9 g，

桑叶 12 g。7 剂,日 1 剂,水煎日分两次饭后温服。

按语:患者经上述药物治疗后症状明显缓解,目前大便仍偏干,小便仍色偏黄,仍有尿频尿急,故治以清热利湿,健脾理气,宽肠通便。

三诊:2014 年 1 月 23 日。药后症略减,刻诊:仍精神紧张时感胃脘隐痛,心情急躁,纳少,口干口苦,夜寐欠佳,日寐约 4 小时,精神疲倦,头晕,步行较多时感右侧腰酸,仍有尿频尿急,小便ًل黄,查尿常规正常,大便日行 1 次,质软成形,偶偏干,舌淡红偏暗,苔中黄厚腻(彩图 32),舌下脉络Ⅱ°迂曲(彩图 33),脉细滑。

诊断:湿热内蕴。

处方:制半夏 9 g,竹茹 10 g,枳实 10 g,茯神 10 g,炒枣仁 15 g,知母 9 g,川芎 6 g,甘草 3 g,佛手干 15 g。7 剂,日 1 剂,水煎日分两次饭后温服。

按语:患者经服上药后症状缓解不明显,目前以精神紧张时胃痛明显,伴心情急躁,夜寐差,故考虑患者湿热中夹有肝气郁滞,故予黄连温胆汤合酸枣仁汤加减以清热燥湿,养心安神,并予佛手以疏肝理气。

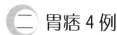

二 胃痞 4 例

案例 1:李某,男,44 岁,2013 年 11 月 7 日初诊。

主诉:反复胃脘闷胀 3 年,复发 1 个月。

辅助检查:3 周前查电子胃镜示:胆汁反流性胃炎,HP(一)。

刻诊:胃脘闷胀,餐后反食,心烦急躁,咽部有痰,盗汗,寐尚可,偶有烘热感,晨起怕冷,大便日行 3 次,稀烂,完谷不化,口干,舌淡红苔根黄厚腻(彩图 34),舌下脉络Ⅱ°迂曲(彩图 35),脉细弦数。

诊断:胃痞。

辨证:肝气犯胃。

治法:疏肝理气和胃。

处方:百合台乌汤加减。百合 15 g,台乌 9 g,萼梅 6 g,三癀各 15 g,川木瓜 15 g,白芍 10 g,浮小麦 30 g,麦冬 10 g,炙甘草 6 g,乌梅 10 g,煅龙骨 15 g,煅牡蛎 15 g。7 剂,日一剂,水煎日分两次饭后温服。

按语:患者胃脘闷胀,心烦急躁,脉弦,考虑肝气犯胃,患者晨起怕冷、大便稀烂,日行数次,伴完谷不化,考虑脾肾阳气不足,患者伴有盗汗、烘热感,考虑伴有阴虚内热,故辨证为寒热错杂,肝气犯胃,急则治其标,故先予百合台乌汤加减以疏肝理气和胃,患者盗汗、烘热,故予养阴清热、收敛止汗方拟牡蛎散加减。患者咽部有痰,伴有餐后反食,考虑胃内食物长期反流导致的慢性反流性咽喉炎,三癀是指鸡骨癀、千根癀、麦穗癀,该三味药是涂教授治疗慢性咽喉炎的经验用药,疗效甚佳,故加入三癀以清热解毒利咽。

二诊:2013 年 11 月 14 日。药后症减,刻诊:进食较多则胃脘闷胀,咽梗有痰,时有嗳气,舌麻,夜间卯时左右盗汗明显,白天进餐时汗出明显,全身烘热感,心烦减,喜叹息,大便日行1~2次,成形偏烂,偶有完谷不化,口干减,舌淡红,苔根黄腻(彩图36),舌下脉络Ⅰ°迂曲(彩图37),脉弦细。

处方:炙甘草10 g,麦冬10 g,浮小麦30 g,茯神15 g,大枣10 g,煅龙骨15 g,煅牡蛎15 g,白术20 g,萼梅9 g,甘杞15 g,黄精15 g,石斛10 g。10剂,日一剂,水煎日分两次饭后温服。

按语:患者经服用上药后胃脘闷胀明显缓解,大便较前好转,患者目前以盗汗、自汗、烘热明显,结合其舌脉,考虑阴虚内热,故治以健脾益气,养阴清热,收敛止汗。

案例2:刘某,女,82岁,2013年11月21日初诊。

主诉:反复胃脘闷胀5年,复发1周。

刻诊:胃脘闷胀,恶心欲呕,晨起头晕明显,转动头部时头晕症著,纳可寐安,夜尿2~3次,手足心怕热,易冒汗,舌淡暗,苔薄黄中腻(彩图38),舌下脉络Ⅲ°迂曲(彩图39),脉沉细弱。咽中痰多,无咽痛,无咽痒,色黄白相间。

辅助检查:查颈部血管彩超未见异常,查CT提示颈部骨质增生,考虑增生后压迫血管所致眩晕。2013年7月胃镜示:慢性萎缩性胃炎(彩图40)。2013年7月药理检查示:(胃窦)窦部黏膜组织2块,示轻度萎缩性胃炎,活动性伴中度肠上皮化生(彩图41)。

诊断:胃痞。

辨证:阳虚血瘀。

治法:温阳活血。

处方:(1)黄芪建中汤加减。黄芪15 g,桂枝6 g,白芍15 g,生姜3片,炙甘草6 g,全蝎6 g,葛根18 g。7剂,日1剂,水煎日分两次饭后温服。

(2)银杏叶片,每次1片,每日3次。

按语:患者胃脘闷胀,恶心欲呕,舌淡,脉沉细,阳气虚弱,晨起头晕,舌暗,舌下脉络Ⅲ°迂曲,为瘀血内阻之征,故辨为阳虚血瘀,方拟黄芪建中汤加减。患者头晕,予加用全蝎通络祛风止眩,加用葛根舒筋活络。并加用银杏叶片活血通络。

二诊:2013年11月28日。刻诊:胃脘闷胀,餐后尤甚,偶痛,恶心欲呕,可自行缓解,头晕缓解,食欲不振,纳食量可,夜寐安,手足心怕热,易冒汗,口苦口涩,咽中痰多,色黄白相间,舌淡暗,苔薄黄(彩图42),舌下脉络Ⅲ°迂曲,脉细弦。

处方:(1)黄芪10 g,防风9 g,生薄荷6 g(后下),生姜3片,大枣6 g,紫菀10 g,荆芥6 g,款冬花10 g,甘草3 g,鱼腥草15 g,桔梗6 g。7剂,日1剂,水煎日分两次饭后温服。

(2)银杏叶片,每次1片,每日3次。

按语:患者目前咽中痰多,故治以清热化痰,易冒汗,故予玉屏风散健脾益肺,顾护卫气。

三诊：2013 年 12 月 5 日。药后症减，刻诊：餐后 1 小时胃脘嘈杂，偶胀伴嗳气，无痛无再恶心，头晕缓解，食欲好转，手足、头面怕热，易冒汗，口苦口涩除，午睡后咽中痰黄成块，舌淡红苔薄黄（彩图 43），舌下脉络Ⅲ°迂曲（彩图 44），脉细弦。纳可寐安，二便调。

诊断：脾胃虚弱，痰浊内生。

处方：太子参 10 g，白术 10 g，制半夏 9 g，茯苓 15 g，陈皮 6 g，黄芩 6 g，瓜蒌 10 g，川贝粉 3 g（冲），桔梗 6 g，甘草 3 g。7 剂，日一剂，水煎日分两次饭后温服。

按语：患者餐后胃脘嘈杂，偶胀伴嗳气，痰黄，考虑脾胃虚弱，痰浊内蕴所致，故治以健脾化热，清热利咽。

四诊：2014 年 1 月 16 日。药后症减，刻诊：餐后胃痞，嗳气不畅，夜间下腹闷胀，矢气难出，纳可，夜尿 3～4 次，症状反复，无再怕热，冒汗，无再口苦，无痰，喜热饮食，大便调。舌淡暗苔薄黄（彩图 45），舌下脉络Ⅲ°迂曲（彩图 46），脉细弦涩尺弱。

诊断：脾虚食滞。

处方：神曲 15 g，山楂 9 g，桑叶 10 g，连翘 9 g，炒莱菔子 10 g，麦芽 10 g，谷芽 10 g，白芷 6 g，生姜 3 片，盐薄荷 5 g，鸡内金 10 g。7 剂，日一剂，水煎日分两次饭后温服。

按语：餐后胃痞，嗳气不畅，考虑脾虚饮食积滞，故予健脾消食，理气和胃，方中盐薄荷为理气消食之品。

五诊：2014 年 1 月 23 日。药后胃痞除，近 2 日因饮食不慎再感胃脘痞塞，纳差，偶有刺痛，食欲不振，仍夜间小腹胀及夜尿频，大便日行 1 次，偏稀烂，余无不适，舌淡暗，苔薄白，舌下脉络Ⅲ°迂曲，脉细弦涩尺弱寸滑。

处方：党参 15 g，白术 18 g，茯苓 10 g，陈皮 6 g，炙甘草 6 g，桑叶 9 g，山楂 15 g，益智仁 12 g，芡实 30 g。7 剂，日一剂，水煎日分两次饭后温服。

按语：患者饮食积滞，导致大便稀烂，不应再消积，应健脾收敛，运用五味异功散加减，配合健脾利湿收涩之品，患者夜尿偏多，故予加用益智仁收涩。

案例 3：郑某，女，26 岁。2014 年 1 月 16 日初诊。

主诉：反复胃脘闷胀 2 个月。

刻诊：胃脘闷胀，饥饿感强，纳佳，口干喜饮，大便日行 1 次，排便不尽感，便质黏腻，舌尖红有芒刺，苔根厚（图 47），舌下脉络无迂曲（图 48），脉弦滑细。

诊断：胃痞。

辨证：肝气犯胃。

治法：疏肝理气，和胃消胀。

处方：百合 15 g，佛手干 9 g，白芍 15 g，香橼 9 g，炒莱菔子 6 g，天花粉 15 g，乌梅 6 g，甘草 3 g。7 剂，日一剂，水煎日分两次饭后温服。

按语：患者胃脘闷胀，饥饿感强，舌尖红，考虑胃阴不足，故予百合、白芍、天花粉、乌梅、甘草养阴生津和胃,患者排便不尽感,脉弦,考虑肝气犯胃,故治以佛手干、香橼、莱菔子疏肝理气调肠。

二诊:2014 年 1 月 23 日。药后症减,刻诊:天气稍凉则鼻塞流涕,流清涕,牙龈肿痛,餐后胃胀,无嗳气,纳可,大便日行 1～2 次,排便不尽感,黏稠,排便费力,口干不苦,舌红苔根薄黄(彩图 49),舌下脉络无迂曲,脉细弦。

诊断:感冒。

辨证:风寒袭肺。

治法:疏风散寒。

处方:(1)麻黄 6 g,杏仁 9 g,甘草 3 g,沙参 15 g,天花粉 15 g,枇杷叶 10 g,三癀各 15 g,荆芥 6 g,防风 9 g,辛夷花 9 g。5 剂,日一剂,水煎日分两次饭后温服。

(2)玉屏风口服液,每次 1 支,每日 3 次,服用 5 天。

按语:患者因天气凉感受风寒而鼻塞流清涕,故予疏风散寒,方拟三拗汤加减,患者牙龈肿痛,考虑风邪入里化热所致,故予三癀清热解毒。

案例 4:朱某,女,42 岁。2014 年 1 月 23 日初诊。

主诉:反复胃胀 3 年,复发 1 周。

刻诊:胃脘胀气,烧心反酸,嗳气,胸闷,纳可,倦怠乏力,口干口苦,怕冷肢凉,自汗,盗汗,寐差,入睡困难,腰酸,颜面浮肿,尿频尿少,大便日行 1 次,偏稀,便前腹痛,便后痛减,舌暗红苔薄黄,舌边齿痕(彩图 50),舌下脉络Ⅰ°迂曲(彩图 51),脉弦细弱。Lmp:2014 年 1 月 18 日量少,提前 1 周,夹血块,色偏淡。

诊断:胃痞。

辨证:气阴两虚,气机阻滞。

治法:益气养阴,理气和胃。

处方:补中益气汤合百合台乌汤加减。百合 15 g,天花粉 15 g,乌梅 6 g,台乌 9 g,黄芪 15 g,白术 15 g,陈皮 6 g,升麻 6 g,柴胡 10 g,当归 9 g,桑叶 10 g,山楂 10 g。7 剂,日一剂,水煎日分两次饭后温服。

按语:患者胃胀,嗳气,胸闷,倦怠乏力,自汗,盗汗,脉细弱,舌边齿痕,故考虑气虚之征,患者日久自汗、盗汗,必伤阴津,故治宜益气养阴,患者嗳气,胸闷,便前腹痛,便后痛减,为肝气郁滞犯及脾胃所致,故治以理气和胃,方拟补中益气汤合百合台乌汤加减。

二诊:2014 年 1 月 30 日。药后症减,刻诊:胃脘胀气较前减轻,烧心反酸,嗳气缓解,胸闷缓解,纳可,倦怠乏力缓解,口干口苦,怕冷肢凉,自汗缓解,盗汗缓解,寐差,入睡困难,腰酸,颜面浮肿,小便自调,无再尿频尿少,大便日行 1 次,成形,无再便前腹痛,舌暗红苔薄黄,舌边齿痕(彩图 52),舌下脉络Ⅰ°迂曲(彩图 53),脉弦细弱。

诊断:胃痞。

辨证:气阴两虚,气机阻滞。

治法：益气养阴，理气和胃。

处方：补中益气汤合百合台乌汤加减。百合 15 g，天花粉 15 g，乌梅 6 g，台乌 9 g，黄芪 15 g，白术 15 g，陈皮 6 g，升麻 6 g，柴胡 10 g，当归 9 g，合欢皮 20 g，夜交藤 20 g。7 剂，日一剂，水煎日分两次饭后温服。

按语：患者经上述治疗后，症状较前有所缓解，同意续原方继续巩固治疗，患者夜寐仍差，入睡困难，予加用合欢皮及夜交藤以解郁安神。

三　吐酸 1 例

郑某，男，57 岁。2014 年 1 月 23 日初诊。

刻诊：反酸，矢气频多，气臭，手足麻木怕冷，纳可寐安，舌暗红苔根黄腻（彩图 54），舌下脉络Ⅲ°迂曲（彩图 55），脉弦滑细。

诊断：吐酸。

辨证：脾阳虚证。

治法：温中健脾，和胃降逆。

处方：黄芪建中汤合附子理中汤加减。黄芪 15 g，党参 15 g，苍术 9 g，白术 15 g，细辛 3 g，桂枝 6 g，漂附子 6 g，白芍 15 g，炙甘草 6 g，大枣 10 g，女贞子 30 g。7 剂，日一剂，水煎日分两次饭后温服。

按语：患者反酸，手足怕冷，考虑因脾胃虚寒胃气上逆所致，故治宜温中健脾和胃，方拟黄芪建中汤合附子理中汤加减。

二诊：2014 年 1 月 30 日，药后症减，刻诊：反酸缓解，矢气较前减少，气臭，手足麻木怕冷较前缓解，纳可寐安，舌暗红苔根黄腻，舌下脉络Ⅲ°迂曲，脉弦滑细。

诊断：吐酸。

辨证：脾阳虚证。

治法：温中健脾，和胃降逆。

处方：黄芪建中汤合附子理中汤加减。黄芪 15 g，党参 15 g，苍术 9 g，白术 15 g，细辛 3 g，桂枝 6 g，漂附子 6 g，白芍 15 g，炙甘草 6 g，大枣 10 g，女贞子 30 g。7 剂，日一剂，水煎日分两次饭后温服。

按语：患者经上述治疗，症状较前缓解，同意续上方巩固治疗。

四　梅核气 1 例

李某，女，42 岁，2014 年 1 月 23 日初诊。

主诉：反复咽喉异物感 6 个月。

刻诊：食后咽喉异物感明显，偶有嗳气泛酸，形寒肢冷，喜热饮食，口干口苦，纳可寐差，入睡困难，眠浅易醒，大便 2 日 1 行，先干后正常，干如羊粪，小便尚可，舌淡苔薄白(彩图 56),舌下脉络Ⅱ°迂曲(彩图 57),脉弦细。Lmp：2014 年 1 月 14 日,月经先期,量少,色正常,少血块,无痛经。辅助检查：胃镜示：食管隆起性质待查,慢性非萎缩性胃炎伴糜烂(彩图 58)。

诊断：梅核气。

辨证：肝郁化火,胃火上越。

治法：疏肝清热,泻火通便。

处方：柴胡 6 g,黄芩 5 g,枳壳 10 g,佛手干 10 g,瓜蒌 15 g,浙贝母 10 g,田三七 3 g(冲),珍珠粉 2 支(冲),天花粉 10 g,沉香(冲)3 g,生大黄(后下)3 g。7 剂,日一剂,水煎日分两次饭后温服。

按语：患者咽喉异物感,以进食后症状明显,偶有嗳气泛酸,考虑其咽喉异物为胃内食物反流所致,结合其脉弦,口干口苦,夜寐欠佳,入睡困难,眠浅易醒,故考虑肝郁化火,胃火上越所致,故治以疏肝清热,泻火通便。方中浙贝母、田三七、珍珠粉乃涂教授治疗胃食管反流病的经验用药,其中三药均研磨成粉,一则粉末可附于咽喉、食管黏膜表面起到保护黏膜之作用,二则三七粉可活血化瘀,祛瘀生新,止血生肌,珍珠粉可清热生肌,重镇潜阳,降上逆之气机,浙贝母可清热化痰散结,故三药共用可奏清热利咽散结,祛瘀生新,促进咽喉食管损伤黏膜的修复。

二诊：2014 年 1 月 30 日。药后咽喉异物感较前减轻,嗳气泛酸缓解,形寒肢冷,喜热饮食,口干口苦缓解,纳可,寐较前有所好转,入睡困难较前好转,眠浅易醒好转,大便 1 日 1 行,稀烂样,小便尚可,舌淡苔薄白,舌下脉络Ⅱ°迂曲,脉弦细。

诊断：梅核气。

辨证：肝郁化火,胃气上逆。

治法：疏肝清热,理气和胃。

处方：柴胡 6 g,黄芩 5 g,枳壳 10 g,佛手干 10 g,瓜蒌 15 g,浙贝母 10 g,田三七(冲)3 g,珍珠粉 2 支(冲),天花粉 10 g,沉香 3 g(冲),白术 12 g,砂仁 6 g(后下)。7 剂,日一剂,水煎日分两次饭后温服。

按语：患者经上述治疗后,症状较前缓解,目前大便稀烂,无再干结,口干口苦缓解,考虑胃火较前明显减轻,故予去生大黄,并予加用白术健脾,患者形寒肢冷,喜热饮食,提示存在脾胃虚寒之征,故予加用砂仁温胃降逆,余药同上续予疏肝清热等治疗。

五 厌食 1 例

陈某,男性,9 岁,2014 年 1 月 9 日初诊。

主诉：食欲不振 1 个月。

刻诊：食欲不振,纳食偏少,大便 1～3 日 1 行,质软成形,寐欠安,夜间易踢被子,小便调,偶黄,进食上火食物则易流鼻血,舌红有芒刺,苔薄白(彩图59),脉细弦。

诊断:厌食。

辨证:脾虚食积。

治法:健脾开胃,消食化滞。

处方:淮山药12g,白术9g,麦芽10g,谷芽10g,疳积草9g,炒莱菔子6g,山楂9g,桑叶6g,鸡内金6g,甘草3g。7剂,日一剂,水煎日分两次饭后温服。

按语:患者食欲不振,纳食偏少,大便1~3日1行,舌苔薄白,舌红有芒刺,脉细弦,故考虑脾虚食积可诊断,治以健脾开胃,消食化滞,患者夜间易踢被子,易流鼻血,考虑心脾有积热,故予加用桑叶及疳积草以清心脾之热,且食积得消则心脾之热自除。

二诊:2014年1月16日。药后症除,刻诊:餐后偶嗳气,余无特殊不适,舌红有芒刺,苔薄白(彩图60),脉细数。诊断同前。

处方:淮山药12g,白术9g,麦芽10g,谷芽10g,鸡内金9g,疳积草15g,炒莱菔子6g,山楂10g,桑叶9g,甘草3g。7剂,日1剂,水煎日分两次饭后温服。

按语:效不更方,续前方继续巩固治疗,予加强鸡内金及疳积草之用量以加强健脾清热之功。

六 腹痛5例

案例1:彭某,男,51岁,2013年11月21日初诊。

主诉:反复腹部闷胀3个月。

刻诊:天气较凉或进食生冷则感胃脘及左下腹闷胀,偶痛,伴腰酸,纳可,寐欠安,入睡困难,大便日行1~3次,初成形,后偏软,较黏稠,排便不尽感,小便频数,偶灼热,天气转凉时明显,咽干涩,无痛。既往前列腺炎,舌淡红苔根黄腻,舌边齿痕(彩图61),舌下脉络Ⅰ°迂曲(彩图62),脉弦滑。

诊断:腹痛。

辨证:脾虚寒滞。

治法:健脾温阳散寒。

处方:(1)麻黄附子细辛汤加减。黄芪15g,白术10g,党参10g,麻黄6g,漂附子6g,细辛4g,虎尾轮30g,白芍20g,合欢皮20g,夜交藤15g。7剂,日1剂,水煎日分两次饭后温服。

(2)养血清脑颗粒冲剂,每次1包,每日3次。

(3)金匮肾气丸,每次10g,每日2次。

按语:患者腹部闷胀,以胃脘及左下腹明显,天气较凉或进食生冷症状尤甚,故考虑阳虚寒滞,故治以温阳散寒,故方拟麻黄附子细辛汤加减治之,患者大便日行数次,便质黏稠,小便频数,偶灼热,考虑下焦有湿热,故予加用虎尾轮清热利湿,该药不尽能入脾胃,治疗胃脘之疾患,更是涂教授治疗慢性前列腺炎的经验用药,能入下焦膀胱以清热利湿泻浊,患者舌边齿痕,大便次数多,进食生冷则感胃脘不适,故考虑存在脾虚之证,故方中加入黄芪、白术、党参以健脾益气。患者寐欠安,入睡困难,考虑气血不足,热邪扰心所致,故予加用养血清脑颗粒以补气血,清热安神。

二诊:2013 年 11 月 28 日。药后小便灼热减,余症同前,刻诊:胃及左下腹进食生冷则闷胀,偶痛,伴腰酸,无再咽干涩,纳可,寐好转,大便日行 1~3 次,初成形,后仍偏烂,黏稠,排便不尽感,小便仍频数(前列腺炎)。舌淡红,苔根黄腻,舌边齿痕,舌下脉络Ⅰ°迂曲,脉细弦滑。

诊断:脾虚血瘀。

处方:黄芪 20 g,防风 9 g,白术 15 g,细辛 3 g,漂附子 6 g,虎尾轮 18 g,合欢皮 30 g,夜交藤 30 g,白芍 15 g,甘草 3 g。7 剂,日 1 剂,水煎日分两次饭后温服。

按语:患者经上述治疗,小便灼热较前好转,夜寐较前好转,故同意续前方基础上加减续治,患者进食生冷则腹胀,考虑肠内积气,故予去党参,改为防风以消风解痉,促进胃肠道的正常蠕动。

三诊:2014 年 1 月 16 日。药后症减,刻诊:小便灼热减,尿频尿急,稍尿痛,左下腹胀痛,左腰胀,纳可寐安,大便先干后正常,舌淡苔白腻,舌下脉络Ⅰ°迂曲,脉弦稍滑。

诊断:气虚夹湿。

处方:黄芪 20 g,苍术 9 g,薏苡仁 30 g,黄柏 6 g,淮山药 15 g,茯苓 15 g。7 剂,日 1 剂,水煎日分两次饭后温服。

按语:患者经上述治疗,病情明显好转,目前以尿频尿急,尿痛,左下腹胀痛,为主要表现,结合舌脉情况,考虑患者为脾虚夹湿所致,故予健脾益气化湿,少佐清热化湿之品。

四诊:2014 年 1 月 23 日。药后症减,刻诊:尿频尿急尿痛减,小便灼热减,夜间左下腹胀痛,如有气窜,大便日行 2~3 次,初干硬,腰部酸痛,左侧明显,夜间易醒,醒后难再入眠,舌淡暗,苔根白腻(彩图 63),舌下Ⅰ°迂曲(彩图 64),脉弦滑。

诊断:脾虚肝郁。

处方:党参 15 g,白术 15 g,苍术 9 g,陈皮 6 g,甘草 3 g,茯苓 15 g,佛手干 9 g,赤芍 12 g,丹参 12 g,香橼 9 g。7 剂,日一剂,水煎日分两次饭后温服。

按语:患者夜间左下腹胀痛,如有气窜,脉弦,考虑脾气亏虚,肝气郁滞,肝木乘脾土所致,故治以健脾益气,疏肝理气。

案例 2:邱某,男,65 岁,2013 年 11 月 7 日初诊。

主诉:反复腹部疼痛 3 年,复发 1 个月。

刻诊:脐左或脐右交替疼痛,痛点固定,右侧以餐后痛著,右侧以饥饿时痛著,略感闷胀,与排便无关,大便日行 1 次,初偏硬后软,小便调,纳可寐安,舌淡红苔薄黄干,脉左沉细,右弦重按不足。2012 年 12 月 6 日,查胃镜:糜烂性胃窦炎。病理检查示:重度萎缩性胃炎伴重度肠上皮化生。

诊断:腹痛。

辨证:寒热错杂。

治法:温中健脾,清热利湿。

处方:(1)半夏泻心汤加减。黄芩 10 g,黄连 6 g,党参 15 g,干姜 6 g,大枣 10 g,生姜 3 片,甘草 3 g,虎尾轮 15 g,九香虫 6 g。14 剂,日一剂,水煎日分两次饭后温服。

(2)胃乐宁,每次 1 片,每日 3 次。

按语:患者腹痛,脉沉细,苔薄黄干,考虑脾胃虚寒,湿热内蕴所致,故治以温中健脾,清热利湿,患者腹痛,痛点固定,考虑瘀血内阻,故佐以九香虫活血化瘀,理气止痛。方中虎尾轮为涂教授治疗胃溃疡、胃糜烂之经验用药,疗效佳。并予加用胃乐宁以健脾益气养阴升肌,促进胃黏膜的修复。

二诊:2013 年 11 月 14 日。药后症平,症如上述,舌淡红苔薄黄干,舌边齿痕,脉左沉细右弦重按不足。

处方:(1)太子参 15 g,白芍 15 g,百合 12 g,台乌 9 g,川楝子 10 g,青皮 9 g,麦芽 20 g,甘草 5 g,枸杞 15 g。7 剂,日一剂,水煎日分两次饭后温服。

(2)胃乐宁,每次 1 片,每日 3 次。

按语:患者经服上药后症状缓解不明显,结合其苔薄黄干,脉重按不足,考虑存在气阴两虚,故予健脾益气养阴,疏肝理气和胃。

三诊:2013 年 12 月 12 日。感冒 3 天,刻诊:鼻塞流清涕,咳嗽,痰白,量少,无发热,怕冷,右上腹仍隐痛,无规律,嗳气,二便调,纳寐可,舌淡红,苔薄黄(彩图65),脉左沉右弦寸浮。

诊断:风寒感冒。

处方:(1)黄芪 15 g,防风 10 g,白术 10 g,辛夷花 9 g,白芷 10 g,麻黄 6 g,杏仁 10 g,甘草 3 g,细辛 3 g。7 剂,日一剂,水煎日分两次饭后温服。

(2)胃乐宁,每次 1 片,每日 3 次。

按语:患者鼻塞流清涕,咳嗽痰白,怕冷,脉右寸浮,故考虑风寒袭肺所致感冒可诊断,目前治以疏风散寒,方拟玉屏风散合三拗汤加减。

四诊:2013 年 12 月 26 日。药后症减,刻诊:胃脘嘈杂减,咳嗽减,心悸减,纳可寐安,偶胃脘隐痛,无规律,二便调,大便偶偏干硬,舌红苔薄白(彩图66),脉左沉右弦。

诊断:气阴两虚。

处方:黄芪 15 g,白术 10 g,当归 10 g,石斛 9 g,沙参 10 g,淮山药 15 g,茯苓 15 g,白芷 9 g,细辛 3 g,炙甘草 3 g。7 剂,日一剂,水煎日分两次饭后温服。

按语：患者胃脘嘈杂，大便偏干，考虑阴液亏虚，故治以健脾益气养阴。

五诊：2014年1月9日。药后症平，刻诊：嗳气频作，大便初干硬，日行1次，腹痛减，夜间口干明显，舌红苔黄干（彩图67），脉左沉细右弦。

诊断：热伤津液。

处方：百合15g，天花粉15g，石斛9g，白芍15g，甘草3g，枇杷叶15g，川棟子9g，鸡内金10g，神曲20g，九香虫6g。7剂，日一剂，水煎日分两次饭后温服。

按语：患者大便干硬，夜间口干，考虑阴津不足，故予益气养阴，患者嗳气，腹痛，予鸡内金、神曲健脾消食，九香虫理气止痛。

六诊：2014年1月16日。药后症减，刻诊：嗳气减，腹痛除，偶天气变凉时感腹痛，大便初仍干硬，日行1次，夜间口干明显，舌红苔薄黄干（彩图68），脉左沉细右弦重按不足。

诊断：便秘。

辨证：热伤津液。

处方：(1) 百合20g，天花粉15g，石斛10g，女贞子30g，白芍15g，白术10g，枳壳12g，火麻仁20g，甘草3g，玄明粉6g（冲服）。7剂，日一剂，水煎日分两次饭后温服。

(2) 胃乐宁，每次1片，每日3次。

按语：患者嗳气，腹痛，大便偏干硬，夜间口干，苔薄黄干，乃阴津不足之征，故治以益气养阴，清热通便，患者经多次养阴通便治疗，大便仍偏干，故方中予加用玄明粉以咸寒泻下通便，患者仍有嗳气，予白术、枳壳健脾理气通便。

案例3：苏某，男，35岁，2013年11月7日初诊。

主诉：反复腹痛2年，复发1周。

刻诊：便前腹痛，便后痛减，大便偶稀，饥饿时胃闷不适，餐后得减，心烦急躁，纳可寐安，小便调，口干偶苦，舌淡红苔薄黄腻，舌边齿痕（彩图69），舌下脉络Ⅰ°迂曲，脉弦细。

诊断：腹痛。

辨证：肝郁犯胃。

治法：疏肝理气，健脾和胃。

处方：四逆散合痛泻药方加减。陈皮9g，白芍15g，防风10g，白术15g，柴胡10g，枳壳16g，甘草3g，清风藤15g，九香虫10g，焦神曲、焦山楂、焦麦芽各18g，鸡内金15g，党参10g。7剂，日一剂，水煎日分两次饭后温服。

按语：患者便前腹痛，便后痛减，大便偶稀，心烦急躁，口干偶苦，脉弦细，为一派肝郁犯胃之征，故治以疏肝理气，健脾和胃，方拟四逆散合痛泻药方加减。

二诊：2013年11月14日。药后症减，因工作繁忙，症状仍反复发作。刻诊：饥时胃闷，餐后得减，偶有便前腹痛，便后痛减，大便偶偏稀，口干喜饮，心烦急躁，纳可寐安，小便调，舌淡红苔薄黄腻，舌边齿痕（彩图70），舌下脉络Ⅰ°迂曲，脉弦细弱。

辨证：肝气犯胃。

处方：柴胡 10 g，白芍 10 g，枳壳 10 g，佛手干 9 g，香橼 10 g，青皮 9 g，麦芽 20 g，山楂 10 g，甘草 3 g。7 剂，日一剂，水煎日分两次饭后温服。

按语：患者目前以饥饿时胃脘痞闷为主，仍有心烦急躁，脉弦细弱，故仍考虑肝气犯胃所致，治以疏肝理气，和胃止痛，方拟四逆散加减，予加入香橼、佛手干、青皮以增强疏肝理气之功，并加入麦芽疏肝理气，消食化积，山楂消食化积。

三诊：2013 年 11 月 28 日。药后症减，刻诊：餐后偶胀，嗳气，无再便前腹痛，大便日行 1 次，初成形后偏稀烂，心烦急躁减，口干喜饮，纳可寐安，小便调，舌淡红苔薄白，舌边无齿痕（彩图 71），舌下脉络Ⅰ°迂曲（彩图 72），脉细弦。

诊断：胃痞。

辨证：脾虚肝郁。

处方：黄芪 15 g，党参 15 g，白术 30 g，乌梅 6 g，柴胡 10 g，白芍 15 g，甘草 5 g，枳壳 10 g，陈皮 6 g，麦芽 30 g。7 剂，日一剂，水煎日分两次饭后温服。

按语：患者无再胃痛及腹痛，大便较前明显好转，目前以餐后胃胀明显，提示脾虚较著，故予健脾益气以增强运化之力，并续予适当疏肝理气以助脾运化，防肝气郁滞横逆犯胃，方中加入乌梅以收敛止泻。

四诊：2014 年 1 月 9 日。近期工作劳累，再感胃脘隐痛，饥饿时明显，餐后闷胀，便前腹痛，便后痛减，大便日行 1 次，初成形，后偏烂，进食冰冷食物明显，舌淡红苔薄黄，舌边齿痕（彩图 73），舌下脉络无迂曲（彩图 74），脉细弦滑。

诊断：肝郁脾虚。

处方：黄芪 15 g，党参 15 g，白术 30 g，乌梅 6 g，柴胡 10 g，白芍 15 g，甘草 5 g，枳壳 10 g，陈皮 6 g，麦芽 30 g，焦神曲、焦山楂、焦麦芽各 18 g，桑叶 12 g。7 剂，日一剂，水煎日分两次饭后温服。

按语：患者因工作劳累进食冰凉食物，损伤脾胃，故再发胃痛胃胀，大便稀烂，故续治以健脾益气，疏肝理气，消食化积。

案例 4：张某，女，36 岁，2013 年 10 月 31 日初诊。

病史：怕冷肢凉，着凉后感腹痛，大便日行 1 次，成形质软，晨起闷闷欲吐，肛门肿胀疼痛，白带量多，色淡黄，舌淡红苔薄黄，舌边齿痕（彩图 75），舌下脉络Ⅰ°迂曲（彩图 76），脉细滑。

诊断：腹痛。

辨证：脾阳虚弱。

治法：温中健脾，散寒止痛。

处方：黄芪建中汤加减。黄芪 15 g，桂枝 10 g，白芍 10 g，甘草 6 g，大枣 10 g，生姜 3 片 g，薏苡仁 30 g，川牛膝 15 g，苍术 10 g，防风 6 g，炒白术 12 g。7 剂，日一剂，水煎日分两次饭后温服。

按语：患者着凉后腹痛，舌边齿痕，考虑脾阳虚弱，阳气不能温煦，寒性收引，不通则通，故见腹痛，故治以健脾温阳，方拟黄芪建中汤加减；患者肛门肿胀疼痛，考虑下焦湿热，故予三妙散加减。

二诊：2013 年 11 月 7 日。药后症减，刻诊：无再怕冷肢凉，无再着凉后腹痛，大便日行 1 次，成形，偶偏干，无再晨起闷闷欲吐，但肛门仍肿胀疼痛，白带量较前减少，舌淡红苔薄黄，舌边齿痕（彩图 77），舌下脉络Ⅰ°迂曲（彩图 78），脉细滑。

处方：10 月 31 日方加仙鹤草 20 g，女贞子 30 g，侧柏叶 10 g。7 剂，日一剂，水煎日分两次饭后温服。

按语：患者经上述治疗后，病情明显缓解，目前大便偏干，肛门仍肿胀疼痛，予加用仙鹤草、侧柏叶清热利湿，并予大剂量女贞子润肠通便。

三诊：2013 年 11 月 14 日。诉服上药后觉口干舌燥，肛门肿痛，大便干结，夹黏液，改服 10 月 31 日方药后大便日行 2 次，成形偏软，完谷不化，肛门肿痛减，肛肠科就诊查肛镜示：直肠黏膜充血肿胀。

刻诊：口干舌燥，口唇干燥，肛门肿痛，着凉后仍腹痛，纳可寐安，大便日行 2 次，完谷不化，成形偏软，尿频，舌淡红苔根黄厚腻（彩图 79），头晕重，舌下脉络无迂曲（彩图 80），脉弦细弱。

辨证：脾虚湿热。

处方：荷叶 12 g，黄柏 6 g，薏苡仁 30 g，川楝子 10 g，瓜蒌 15 g，连翘 10 g，陈皮 6 g，茯苓 10 g，炒白术 20 g，槐花 10 g。7 剂，日一剂，水煎日分两次饭后温服。

按语：患者肛门肿痛，口干舌燥，考虑湿热下注所致，故治以四妙散加减清热利湿，患者大便反复干结，故予瓜蒌润肠通便。

四诊：2013 年 11 月 21 日。药后症减，刻诊：口干喜饮减，肛门肿痛明显减轻，着凉后腹痛，便稀，完谷不化，大便日行 1～2 次，餐后脐周闷痛，仍尿频，无再头晕，舌淡红苔根黄厚腻（彩图 81），舌下脉络Ⅰ°迂曲（彩图 82），脉细弦滑。

诊断：脾虚湿热。

处方：11 月 14 日方加仙鹤草 15 g，败酱草 20 g。7 剂，日一剂，水煎日分两次饭后温服。

按语：患者经服上药后症状明显缓解，但肛门仍有肿痛，苔黄厚腻，故予加用仙鹤草、败酱草以加强清热利湿之功效。

五诊：2013 年 11 月 28 日。药后症减，刻诊：肛门肿胀明显减轻，大便日行 1～2 次，成形偏烂，着凉后仍有腹痛，口干喜饮，尿频，工作繁忙时尿频减，轻闲时尿频明显，舌淡红苔根黄腻（彩图 83），舌下脉络Ⅰ°迂曲（彩图 84），脉细弦滑。

诊断：脾虚湿热。

处方：11 月 14 日方加仙鹤草 20 g，益母草 15 g，小茴香 4 g。7 剂，日一剂，水煎日分两次饭后温服。

按语：患者肛门肿胀减，着凉后仍有腹痛，予加用小茴香以温中散寒止痛，并续前方加仙鹤草清热利湿，健脾通便，并加用益母草活血利湿。

六诊：2013年12月5日。药后症减，刻诊：进食较热食物后肛门肿胀时作，大便日行1～2次，成形软便，进食偏凉则腹痛，口干喜饮，纳可寐安，时完谷不化，舌淡红苔根黄腻偏干（彩图85），舌下脉络Ⅰ°迂曲（彩图86），脉细弦滑。

辨证：脾虚湿热。

处方：党参15g，苍术10g，白术10g，茯苓15g，陈皮6g，佛手干12g，麦芽20g，谷芽20g，鸡内金10g，神曲20g。7剂，日一剂，水煎日分两次饭后温服。

按语：患者大便时而完谷不化，治以健脾益气，理气消食。

七诊：2013年12月12日。药后症减，刻诊：肛门肿胀减，偶腹痛欲便，便后痛减，大便日行1～2次，成形软便，完谷不化，咽痛，咽痒，口干，尿频，纳可寐安，大便偶夹少许黏液，舌淡红苔薄黄根腻偏干（彩图87），舌下脉络Ⅰ°迂曲（彩图88），脉细弦滑。Lmp：12月11日正常。

辨证：脾虚湿热。

处方：12月5日方加知母6g，黄柏6g，桑叶10g。7剂，日一剂，水煎日分两次饭后温服。

按语：患者经服上药后，无再完谷不化，大便仍有少许黏液，肛门仍有肿胀，故予加用知母、黄柏以清热利湿，患者咽痛咽痒，予加用桑叶清热疏风，润燥利咽。

八诊：2013年12月26日。药后症减，刻诊：进食生冷后再感胃胀、嗳气，矢气，大便日行1次，成形偏烂，较黏腻，肛门口仍偶有疼痛欲便，肩颈酸紧，左前胸偶闷痛，尿频，怕冷减，舌淡红苔根黄腻（彩图89），舌下脉络Ⅰ°迂曲（彩图90），脉弦滑。

辨证：脾虚湿热下注。

处方：党参15g，苍术10g，白术10g，茯苓15g，甘草3g，葛根10g，炮姜6g，白芍15g，陈皮9g。7剂，日一剂，水煎日分两次饭后温服。

按语：患者禁食生冷后再感胃胀、嗳气，考虑脾胃虚寒，故予理中汤加减温中健脾散寒，患者肩颈酸紧，故予加用葛根舒筋活络。

九诊：2014年1月9日。药后肛周仍肿痛，进食不慎感脐周闷痛，大便日行1～2次，较软，偶见未消化食物，胃脘偶有隐痛，夜寐可，舌淡红苔黄厚干（彩图91），脉弦滑。舌下脉络无迂曲（彩图92）。

辨证：脾虚湿热下注。

处方：槐花10g，地榆10g，白芍15g，甘草3g，茯苓15g，白术9g，桑叶10g，山楂9g，麦芽15g，谷芽15g，神曲15g。7剂，日一剂，水煎日分两次饭后温服。

按语：患者肛周仍有疼痛，故予地榆、槐花清热利湿，患者大便偏软，偶有完谷不化，故予健脾消食。

十诊：2014年1月16日。药后症减，无再脘腹疼痛，刻诊：肛周疼痛、肛裂，大便偶偏干,日行 1～2 次,纳可寐安,口干喜饮,咽干,舌淡红苔根黄腻干(彩图 93),舌下脉络无迂曲(彩图 94),脉弦滑。

辨证:脾虚湿热下注。

处方:槐花 15 g,地榆 15 g,生地 15 g,火麻仁 15 g,桑叶 12 g,山楂 9 g,野菊花 10 g,女贞子 30 g,麦芽 20 g,谷芽 20 g,神曲 10 g。7 剂,日一剂,水煎日分两次饭后温服。

按语:患者目前仍有肛周疼痛,大便偏干,故予加用生地、女贞子养阴润肠通便,并予加用野菊花加强清热利湿之功。

十一诊:2014 年 1 月 23 日。药后症减,刻诊:大便偏干,日行 1 次,肛周仍疼痛,肛裂愈合,白带量多色黄,口干唇裂,无再咽干,纳可,寐一般,舌红苔根黄干(彩图 95),舌下脉络无迂曲(彩图 96),脉弦细滑,偶有完谷不化。

辨证:脾虚湿热下注。

处方:知母 9 g,黄柏 6 g,薏苡仁 20 g,木香 6 g,桑叶 10 g,山楂 10 g,槐花 15 g,地榆 15 g,生地 15 g,火麻仁 20 g。7 剂,日一剂,水煎日分两次饭后温服。

按语:患者大便仍偏干,肛周仍疼痛,考虑患者湿热仍较著,故予知母、黄柏、薏苡仁、地榆、槐花以清热利湿,并予生地、火麻仁养阴清热,润肠通便,患者大便仍偶有完谷不化,故治以木香、山楂理气消食,患者口干唇裂,予桑叶疏风润燥。

案例 5:周某,女,37 岁。2014 年 1 月 23 日初诊。

主诉:腹痛 2 个月。

刻诊:晨起及夜间脐右侧闷痛,手足冰凉,口干口苦,大便日行 1 次,偏干量少,小便调,纳可寐安,乳房胀痛,双下肢时有浮肿,晨起明显,舌红苔薄黄(彩图 97),舌下脉络无迂曲(彩图 98),脉沉细。

诊断:腹痛。

辨证:中虚脏寒,气郁化热。

治法:温中散寒,清热行气。

处方:黄芪建中汤加减。黄芪 15 g,桂枝 6 g,生姜 3 片,大枣 10 g,炙甘草 6 g,白芷 6 g,辛夷花 9 g,苍耳子 9 g,连翘 10 g,土茯苓 30 g。7 剂,日一剂,水煎日分两次饭后温服。

按语:患者脐右侧腹部闷痛,夜间及晨起时明显,双下肢时有浮肿,晨起明显,伴手足冰冷,脉沉细,故考虑中虚脏寒所致腹痛,患者乳房胀痛,舌红苔薄黄,考虑伴有气郁化热之征,故予加用清热之品。

二诊:2014 年 1 月 30 日,药后症减。刻诊:患者诉脐右侧腹部闷痛缓解,手足冰冷缓解,双下肢浮肿减轻,口干口苦,大便日行 1 次,偏干,量少,小便调,纳可寐安,乳房仍胀痛,舌红苔薄黄,舌下脉络无迂曲,脉沉细。

辨证:中虚脏寒,气郁化热。

处方:黄芪 15 g,桂枝 6 g,生姜 3 片,大枣 10 g,炙甘草 6 g,白芷 6 g,辛夷花

9 g,苍耳子9 g,连翘10 g,土茯苓30 g,醋香附10 g。7剂,日一剂,水煎日分两次饭后温服。

按语:患者经上述药物治疗后症状缓解,刻诊乳房仍胀痛,故予加用醋香附以疏肝理气止痛,余治疗药物同前续治。

七 便秘2例

案例1:林某,女,26岁,2013年11月14日初诊。

主诉:反复排便困难4年。

刻诊:大便干结,7日1行,恶心欲呕,每于经间期时症著,饥饿时偶有胃痛,纳可,寐欠安,眠浅,易醒,偶有胸闷气喘,既往有痔疮病史,无便血,小便调,自觉虚胖,口干口苦口臭,舌红苔薄黄,舌边齿痕(彩图99),舌下脉络Ⅲ°迂曲(彩图100),脉沉细涩,Lmp:10月22日,色深红偏暗夹血块,痛经,24天来潮1次。

诊断:便秘。

辨证:热瘀内结。

治法:泄热逐瘀通便。

处方:桃核承气汤加减。桃仁9 g,红花10 g,厚朴10 g,枳壳10 g,火麻仁15 g,女贞子18 g,玄明粉(冲)3 g,枇杷叶9 g,制半夏9 g。7剂,日一剂,水煎日分两次饭后温服。

按语:患者大便干结,数日1行,伴口感口苦口臭,舌苔薄黄,考虑肠道燥屎热结所致,患者舌下脉络Ⅲ°迂曲,脉沉涩,月经色深红偏暗夹血块,伴有痛经,故考虑瘀血内结,故辨为热瘀内结,治宜泄热逐瘀通便,方拟桃核承气汤加减。

二诊:2013年12月5日。药后症除,停药2周。刻诊:大便干结,3～4日1行,口干口苦减,口臭除,胃痛除,寐安,纳可,小便调,舌红苔薄黄,舌边齿痕(彩图101),舌下Ⅱ°迂曲(彩图102),脉沉细涩,无再胸闷,气喘,Lmp:11月18日,色红偏暗血块多,痛经减。

辨证:热瘀内结。

处方:萼梅6 g,郁金10 g,石菖蒲10 g,川楝子10 g,延胡索15 g,瓜蒌15 g,生大黄4 g,炒莱菔子9 g。7剂,日一剂,水煎日分两次饭后温服。

按语:患者大便干结,口干口苦,舌红苔黄,故考虑肠道积热,患者舌下脉络Ⅱ°迂曲,脉涩,故考虑瘀血内阻,热瘀内结,故治以疏肝清热,凉血活血,泻下通便。

三诊:2013年12月12日。服药期大便仍1～3日1行,稀烂,腹痛欲便,便意频数,但排便量少,口干口苦口臭均除,纳寐可,小便调,偶有胸闷、平躺时明显,舌淡红苔薄黄(彩图103),舌下Ⅲ°迂曲(彩图104),脉沉细涩。

辨证:肝胆犯胃。

处方:陈皮9 g,白芍15 g,防风9 g,白术15 g,柴胡9 g,枳壳10 g,火麻仁

15 g,生大黄 5 g,益母草 15 g,川楝子 9 g,延胡索 15 g,甘草 3 g。7 剂,日一剂,水煎日分两次饭后温服。

按语:患者腹痛欲便,便意频数,考虑肝气郁滞,肠道气机不畅,传化失司,所致,故治以疏肝利胆和胃,调畅理气通便。

案例 2:许某,女,40 岁,2014 年 1 月 23 日初诊。

主诉:反复排便困难 6 个月。

刻诊:大便 4～5 日 1 行,干结难解,食欲不振,手足冰凉,胸闷,咽似物梗,心烦焦虑,舌暗红苔浊腻(彩图 105),舌下脉络Ⅰ°迂曲(彩图 106),脉沉细。

诊断:便秘。

辨证:瘀血内结,肝气犯胃。

治法:活血润肠通便,疏肝理气和胃。

处方:下瘀血汤合四逆散加减。地鳖虫 6 g,桃仁 9 g,生大黄 3 g,柴胡 10 g,白芍 15 g,枳壳 10 g,甘草 3 g,焦神曲、焦山楂、焦麦芽各 15 g,桑叶 10 g。7 剂,日一剂,水煎日分两次饭后温服。

按语:患者大便数日 1 行,干结难解,舌暗红,舌下脉络Ⅰ°迂曲,脉沉细,考虑瘀血内结所致便秘,故治宜活血润肠,峻下燥屎,方拟下瘀血汤加减,盖血之干燥凝结者,非润燥荡涤不能去也。芍药、枳实不能治,须用大黄荡逐之。桃仁润燥,缓中破结,地鳖虫下血;用蜜补不足,止血,和药,缓大黄之急,尤为润也。患者食欲不振,胸闷,咽似物梗,心烦焦虑,考虑肝气犯胃所致,故治宜疏肝理气,健脾开胃,方拟四逆散合焦神曲、焦山楂、焦麦芽治之。

二诊:2014 年 1 月 30 日。药后症减,刻诊:大便 1～2 日 1 行,糊状,食欲较前好转,手足冰凉,胸闷缓解,仍咽似物梗,心烦焦虑缓解,舌暗红苔浊腻,舌下脉络Ⅰ°迂曲,脉沉细。辨证同上。

处方:下瘀血汤合四逆散加减。地鳖虫 3 g,桃仁 6 g,莱菔子 10 g,柴胡 10 g,白芍 15 g,枳壳 10 g,甘草 3 g,麦芽 15 g,桑叶 10 g,绿萼梅 10 g,玫瑰花 10 g。7 剂,日一剂,水煎日分两次饭后温服。

按语:患者经上述治疗后,大便较前明显好转,故可予去生大黄,并减轻活血力度,患者目前以咽似物梗明显,故予加用绿萼梅疏肝理气散结,玫瑰花疏肝理气活血,患者食欲较前好转,予去焦神曲、焦山楂、焦麦芽,改用麦芽以疏肝,健脾开胃。余续予四逆散疏肝理气和胃。

㈧ 泄泻 2 例

案例 1:吴某,男,54 岁,2013 年 11 月 7 日初诊。

主诉:食道癌术后 2 年,既往饮酒、吸烟频繁,喜热饮食。

刻诊:畏寒,痰多,便溏,大便日行 1～2 次,着凉后明显。余无特殊不适,纳可寐安,小便调。舌淡红苔薄黄腻(彩图107),舌下脉络无迂曲,脉细弦弱。

诊断:泄泻。

辨证:脾阳虚弱。

治法:温阳健脾止泻。

方药:四神丸加减。黄芪20 g,白术15 g,制半夏10 g,陈皮9 g,茯苓15 g,补骨脂15 g,肉豆蔻5 g,五味子6 g,乌梅12 g,炙甘草6 g。7剂,日一剂,水煎日分两次饭后温服。

按语:患者食道癌术后2年,目前以畏寒,便溏为主要表现,脉细弱,故考虑脾阳虚弱,故治以温阳健脾止泻,方拟四神丸加减,患者伴有痰多,为食道癌术后手术切口无菌性分泌物多,致痰饮多,中医应按痰饮辨证治疗,目前以健脾补肾为主,并佐以二陈汤加减以化痰。

二诊:2014年1月23日。药后症减,刻诊:手足冰冷,痰较前减少,色黄白相间,余无不适,舌暗红苔浊腻少苔(彩图108),舌下脉络无迂曲(彩图109),脉弦滑重按不足。

辨证:阳气不足,痰浊内蕴

处方:制半夏9 g,陈皮6 g,竹茹10 g,生姜3片,夏枯草15 g,浙贝母9 g,黄芩10 g,黄芪10 g,防风9 g,甘草3 g。7剂,日一剂,水煎日分两次饭后温服。

按语:患者经上述治疗后,症状较前明显好转,目前大便已明显好转,但手足冰凉,仍有怕冷,故予黄芪、防风以益气固表、疏风散邪;患者仍有痰,色黄白相间,故予半夏、陈皮、生姜温燥化痰之时兼以竹茹、夏枯草、浙贝母、黄芩清热化痰,则寒痰、热痰均得以消除。

案例2:张某,女,3岁,2014年1月16日初诊。

主诉:腹泻3天。

刻诊:大便日行2~4次,便质稀烂,伴完谷不化,纳可,夜间入睡困难,舌尖红,苔薄白(彩图110),脉细数。

诊断:泄泻。

辨证:脾虚食滞。

治则:健脾消滞。

处方:桑叶6 g,山楂5 g,连翘6 g,茯苓10 g,疳积草6 g,炒莱菔子5 g,马蹄金6 g,枳壳6 g,菜豆壳6 g,风褪6 g,神曲5 g,白术6 g,麦芽10 g,谷芽10 g。7剂,日一剂,水煎日分两次饭后温服。

按语:患者大便次数增多,便质稀烂,完谷不化,考虑饮食积滞所致泄泻,故治以健脾消食,患者夜间入睡困难,舌尖红,考虑心火偏旺,故予加用连翘清心解毒,方中疳积草、马蹄金、菜豆壳、风褪为涂教授的经验用药,疳积草用于食积不化疗效佳,菜豆壳、风褪有良好的理气消胀之功,马蹄金具有清热利湿止泻之功,方中加入神曲、麦芽、谷芽、山楂以健脾消食。

二诊：2014年1月23日。药后症减,刻诊：大便1～2日1行,干如羊粪,完谷不化,四肢稍冷,纳可,入睡困难,舌红苔薄白(彩图111),脉数。

辨证：肺肠不调,脾运失常。

处方：山药12 g,茯苓12 g,芡实12 g,桑白皮6 g,天花粉6 g,疳积草6 g,连翘6 g,桑叶6 g,山楂6 g,肺风草10 g。7剂,日一剂,水煎日分两次饭后温服。

按语：患者大便干结,仍有完谷不化,舌苔薄白,考虑脾气阴两虚,故治以健脾益气养阴,患者大便干结,予加入天花粉养阴清热,大肠与肺相表里,故予宣肺清热,则肺气得宣,大肠气机得以下降,故方中加用桑白发、肺风草宣肺疏风清热。

九　久痢1例

胡某,男,34岁。2014年1月23日初诊。

主诉：反复解黏液血便2年,再发2周。

刻诊：大便日行2～3次,便质稀烂,偶见少许血丝,无完谷不化,见少许黄色黏液,脐周阵发性绞痛,便后痛减,舌淡红苔黄厚腻,舌边齿痕(彩图112),舌下脉络Ⅰ°迂曲(彩图113),脉弦滑沉。2年前查电子肠镜诊断为：溃疡性结肠炎。

诊断：久痢。

辨证：肠道湿热。

治法：清热燥湿,敛疮生肌。

处方：(1)云南白药0.5 g,田三七粉3 g,珍珠粉3支,生大黄粉3 g,混合,每次0.3 g,每日3次,服用3天。

　　(2)槐花15 g,生地15 g,地榆15 g,仙鹤草30 g,侧柏叶10 g,荷叶10 g,葛根15 g,马齿苋15 g。7剂,日一剂,水煎日分两次饭后温服。

按语：患者反复解黏液血便,查肠镜提示溃疡性结肠,提示肠黏膜损伤,故予云南白药、三七粉、珍珠粉、生大黄粉口服以敛疮生肌,祛瘀止血。患者肠道湿热,故予清热燥湿止血,并予荷叶升阳化湿,以助脾气升清,生地养阴以助生肌并防止燥湿太过。

二诊：2014年1月30日。患者诉药后症状缓解,刻诊：大便日行2次,便质仍偏稀烂,未见明显血丝,黏液较前明显减少,无完谷不化,脐周阵发性绞痛较前缓解,便后痛减,舌淡红苔黄厚腻,舌边齿痕,舌下脉络Ⅰ°迂曲,脉弦滑沉。

诊断：久痢。

辨证：肠道湿热。

治法：清热燥湿,敛疮生肌。

处方：(1)云南白药0.5 g,田三七粉3 g,珍珠粉3支 g,生大黄粉3 g。混合,每次0.3 g,每日3次,服用3天。

　　(2)葛根15 g,马齿苋15 g,黄连6 g,黄柏10 g,槐花15 g,生地15 g,仙

鹤草 30 g,薏苡仁 20 g,侧柏叶 10 g,荷叶 10 g。7 剂,日一剂,水煎日分两次饭后温服。

按语:患者经上述治疗后,黏液血便较前好转,但大便次数仍较多,仍有黏液,舌苔黄厚腻,故予加强清热燥湿之功,患者无再解血便,故可予减少止血用药,余治疗同前。并续予云南白药、三七粉、珍珠粉、生大黄粉口服以敛疮生肌,祛瘀止血。

第二节 其他疾病医案

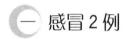 一 感冒 2 例

案例 1:陈某,女,6 岁,2014 年 1 月 9 日初诊。

主诉:发热、咽痛、咳嗽 2 天。

现病史:发热,最高体温达 38.2℃,伴咽痛,咳嗽,痰声闷重,少痰,恶寒,头痛,纳可,大便 1 日未解,小便调,口唇干燥,流清涕,寐尚可,双侧扁桃体Ⅱ°肿大,充血,服用金刚烷胺剂开喉后症状缓解,舌红,有芒刺,苔根薄黄,脉滑数。

诊断:感冒。

辨证:风热袭肺。

治则:疏风清热,解毒利咽。

处方:银翘散加减。金银花 10 g,连翘 6 g,生荷叶 6 g,桑白皮 6 g,马勃 6 g,牛蒡子 9 g,板蓝根 15 g,芦根 15 g,荆芥 6 g,肺风草 12 g,甘草 3 g。7 剂,日一剂,水煎日分两次饭后温服。

按语:患者恶寒发热、咽痛、流涕,口唇干燥,舌红,苔薄黄,脉数,符合风热袭肺辨证,治疗当以疏风清热,解毒利咽,方拟银翘散加减。患者双侧扁桃体Ⅱ°肿大,予加用马勃、板蓝根以加强清热解毒利咽之效。

二诊:2014 年 1 月 16 日。无再恶寒发热,咽痛减,咳嗽减,痰少,纳少,流浊涕,大便日行 1 次,较臭,晨起口臭,口唇干燥,寐可,扁桃体左侧Ⅱ°肿大,右侧Ⅰ°肿大,充血,舌红有芒刺,苔根薄黄,脉滑数。

诊断:感冒。

辨证:痰热蕴肺。

方药:桑白皮汤。

治法:清热化痰。

处方:桑白皮 9 g,地骨皮 6 g,桔梗 6 g,苏叶 6 g,麻黄 6 g,甘草 3 g,黄芩 10 g,板蓝根 10 g,麦芽 15 g,谷芽 15 g,杏仁 6 g。7 剂,日一剂,水煎日分两次饭后温服。

按语:患者经疏风清热治疗后,已无表证,故无再恶寒发热,但仍有咽痛及咳

嗽、咳痰，故考虑仍有痰热蕴肺之征，故予改用桑白皮汤加减治疗，患者晨起口臭、大便较臭，考虑伴有食积之征，故予加用麦芽、谷芽以消食导滞。

案例 2：吴某，女，52 岁，2013 年 11 月 28 日初诊。

主诉：流涕、咳嗽 4 天。

刻诊：感冒 4 天，流涕，咳嗽，痰黄，难咯，量少成块，咽痛，稍恶寒，无发热。大便 4 日未解，便质干结，呈羊屎状，入睡困难，夜间精神良好，胃偶嗳气，午后偶胀，纳可，口干喜饮，小便自调，舌暗红苔薄黄腻，舌下Ⅲ°迂曲，脉沉细弦。

诊断：感冒。

辨证：风热感冒。

治法：疏风清热，化痰通便。

处方：三癀各 20 g，玄参 15 g，射干 10 g，牛蒡子 9 g，杏仁 6 g，浙贝母 10 g，枇杷叶 10 g，甘草 3 g。7 剂，日一剂，水煎日分两次饭后温服。

按语：患者不慎感冒，流涕，咳嗽咳痰，稍恶寒，提示存在较轻的表证，患者痰黄难咯，咽痛，大便 4 日未解，便质干结，故考虑感受风寒之邪后已入里化热，故治宜疏风清热，化痰通便。方中三癀是指鸡骨癀、千根癀、麦穗癀，该三味药是涂教授治疗咽喉炎的经验用药，疗效甚佳，故予加入三癀以清热解毒利咽。

二诊：2013 年 12 月 12 日。药后症减，刻诊：干咳，咽痒，无再腹痛，怕冷，口干，大便日行 1 次，呈羊屎状，小便调，舌暗红苔薄黄干，舌下Ⅱ°迂曲，脉沉细。

诊断：咳嗽。

辨证：风邪犯肺。

治法：疏风散邪，宣肺止咳，益气固表。

处方：黄芪 10 g，白术 10 g，防风 6 g，荆芥 6 g，三癀各 15 g，射干 10 g，玄参 10 g，桔梗 9 g，火麻仁 15 g，女贞子 15 g。7 剂，日一剂，水煎日分两次饭后温服。

按语：患者经服上药后，感冒症状明显好转，目前以咽痒，干咳为表现，故治宜疏风散邪，宣肺止咳，患者仍有怕冷，故宜加玉屏风散以益气固表，以防复感，患者大便较前好转，日行 1 次大便，但大便仍干结，且舌苔薄黄干，考虑热邪伤津，故予加用火麻仁以清热润肠通便，女贞子养阴润肠通便。

三诊：2013 年 12 月 26 日。药后症减，无再咳嗽，咽痒，大便仍干结难解，日行 1 次，易感冒，怕冷肢凉，喜热饮食，纳可，寐欠安，舌暗红苔薄黄，舌下脉络Ⅰ°迂曲，舌尖芒刺，脉沉细弦。

诊断：便秘。

辨证：气虚秘。

处方：黄芪 15 g，柏子仁 15 g，女贞子 20 g，火麻仁 20 g，炒莱菔子 10 g，枳实 10 g。7 剂，日一剂，水煎日分两次饭后温服。

按语：患者经服上药后，感冒已完全治愈，但患者仍较怕冷，且大便仍干结难解,脉沉细,故考虑患者气虚便秘,故予黄芪健脾益气,润肠通便,同时加用枳实、莱菔子宽肠理气以助通便,患者夜寐欠佳,予柏子仁养心安神,润肠通便,患者舌苔仍薄黄,故予续用火麻仁以清热润肠通便,女贞子养阴润肠通便。

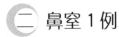

二　鼻窒 1 例

张某,女,45岁,2013年11月7日初诊。

主诉:反复鼻音重5年,再发1个月。

刻诊:鼻音重,自觉鼻部不畅,夜间胃脘针刺样痛,纳食自制,无反酸烧心,嗳气频多,反出胃内水液,夜寐差,怕热饮食,小便色黄,大便2日一行,成形软便,舌暗红,苔薄黄干,舌下脉络Ⅱ°迂曲,脉弦细弱,既往胃下垂。Lmp:2013年10月23日,色暗夹少许血块。既往西医诊断为慢性鼻炎,经西药治疗症状仍反复发作,疗效欠佳。

诊断:鼻窒。

辨证:风寒邪气滞留鼻部。

治法:疏风散寒通窍。

处方:黄芪10g,防风9g,白术10g,沙参15g,辛夷花9g,苍耳子10g,白芷9g,生莱菔子5g,玄参15g,黄芩10g,甘草3g,葛根15g,桑叶15g。7剂,日一剂,水煎日分两次饭后温服。

按语:患者鼻音重,自觉鼻部不畅,西医诊断为慢性鼻炎,经西药治疗,效果欠佳,涂教授诊为风寒邪气滞留鼻部,故治以疏风散寒,通鼻窍,又患者久病,故风寒邪气郁久化热,故见舌苔薄黄干,故治疗上,予加用沙参、玄参以养阴清热,黄芩清热燥湿,桑叶辛凉宣肺以开鼻窍,润鼻腔,因鼻与肺相连,为肺之外窍,故患者慢性鼻炎应防止邪气不断外犯导致病情反复发作,故涂教授加用玉屏风散以益气固表,以防外感而加重鼻炎。

二诊:2013年11月14日。诉月经11月10日来潮,色较鲜红,目前未净。服上药后鼻音减轻,鼻部不畅减轻,头胀紧,目睛不适感,夜寐差,入睡困难,易醒,昨日进食高丽菜后感胃脘胀痛,嗳气,纳可,大便2日1行,成形软便,肩周酸楚,舌暗淡,苔薄黄(彩图114),舌下Ⅱ°迂曲,脉弦细弱。

辨证:气血不足。

处方:党参15g,黄芪15g,当归9g,熟地15g,生地15g,甘杞10g,黄精15g,女贞子15g,合欢皮30g,珍珠母15g。7剂,日一剂,水煎日分两次饭后温服。

按语:患者正值经期第4天,月经未干净,目前伴有头紧胀,目睛不适感,夜寐差,入睡困难,易醒,考虑气血不足所致,故治疗上,予益气养血滋阴,方拟四物汤加减,患者寐差,予加入合欢皮疏肝解郁安神,珍珠母重镇安神。

三诊：2013 年 11 月 21 日。药后症状无明显缓解。现症如上述。舌淡暗，苔薄黄（彩图 115），舌下Ⅱ°迂曲（彩图 116）。脉沉细弦。大便 2 日 1 行，排便困难成形软便。

诊断：阴血不足，肝郁化热。

处方：（1）生地 20 g，女贞子 20 g，旱莲草 18 g，白芍 20 g，合欢皮 30 g，夜交藤 30 g，炒栀子 6 g，甘草 5 g，黄芩 6 g。7 剂，日一剂，水煎日分两次饭后温服。

（2）养血清脑颗粒，每次 1 包，每日 3 次。

按语：患者经服上药后，症状无明显缓解，故予加用养血清脑颗粒以加强补养阴血之功，患者头胀、目睛不适、夜寐差，考虑肝郁化热，热邪上犯所致，故治以疏肝解郁，清热安神，余续予补养阴血为法。

四诊：2013 年 12 月 5 日。药后月经提前 7～8 天来潮，量较平时偏少，色正常，已净。刻诊：鼻塞流鼻水，怕冷，寐差，入睡困难，餐后胃胀，不知饥，嗳气，大便 2 日 1 行，成形软便，量少，小便量少，纳可，肩颈酸楚，口干口苦，舌淡红苔薄黄（彩图 117），舌下Ⅰ°迂曲，脉细弦重按不足。

诊断：感冒。

辨证：风寒犯鼻。

处方：麻黄 6 g，细辛 4 g，制附子 6 g，当归 9 g，川楝子 6 g，白芍 15 g，淮山药 10 g，白术 10 g，甘草 3 g。6 剂，日一剂，水煎日分两次饭后温服。

按语：患者此次不慎感受风寒，鼻塞流鼻水再次发作，伴怕冷，故考虑风寒犯肺，治宜疏风散寒，方拟麻黄附子细辛汤加减，患者餐后胃胀，不知饥，嗳气，脉弦，考虑肝郁脾虚所致，故治以健脾疏肝柔肝。

三 鼻渊 1 例

许某，男性，68 岁，2013 年 11 月 7 日初诊。

主诉：反复流鼻涕 10 余年。

现病史：反复流鼻涕 10 余年，西医诊断为慢性鼻窦炎，经多处治疗，疗效欠佳，反复发作。刻诊：流脓涕，带血丝，咽中有痰，痰少色白难咯，质黏，咳嗽，晨起明显，心烦、胸闷、烘热，偶有头晕，血压正常，天气干燥则皮肤瘙痒，颈背部怕凉，寐尚可，纳可，小便调，大便日 1～2 行，偏软，舌暗淡苔薄腻（彩图 118），舌下Ⅱ°迂曲（彩图 119），脉细涩。

诊断：鼻渊。

辨证：痰浊内蕴，蕴久化热。

治法：健脾化痰，养阴清热。

处方：黄芪 10 g，防风 9 g，白术 10 g，天花粉 15 g，沙参 15 g，桑白皮 9 g，地骨皮 9 g，淮山药 10 g，甘草 3 g。7 剂，日一剂，水煎内服。

按语：患者鼻流浊涕，咽中痰白量少，质黏难咯，结合舌脉考虑患者痰浊内蕴，蕴久化热所致，患者痰白少、黏、难咯，考虑存在肺阴不足，心烦、胸闷、烘热亦为肺阴不足所致，且脾为生痰之源，肺为储痰之器，故治宜健脾化痰，养阴益肺，少佐清热化痰之品，并予玉屏风散顾护肺卫，以截断外在诱因，防止邪气再次侵袭肺卫，导致病情反复发作不愈。

二诊：2013 年 11 月 14 日。药后症减，刻诊：晨起鼻涕多，色白，清稀，无再咳嗽咳痰，心烦缓解，胸闷除，烘热减，目干痒，皮肤瘙痒，口干喜饮，二便调。舌淡红苔薄黄，脉细弦尺弱。

辨证：肝虚血少，血虚生风。

治法：养肝补血，益气养阴。

处方：当归 10 g，白芍 10 g，丹皮 9 g，生地 30 g，黄芪 15 g，防风 12 g，白术 15 g，土茯苓 30 g，白鲜皮 15 g，地肤子 15 g，甘草 3 g。7 剂，日一剂，水煎日分两次饭后温服。

按语：患者鼻渊经上剂方药治疗后症状明显缓解，目前心烦，烘热，目干痒，皮肤瘙痒，结合舌脉情况，考虑肝虚血少、血虚生风所致，治宜养肝补血，养阴消风，因患者仍有鼻流清涕，故仍续予玉屏风散顾护肺卫，健脾利湿化痰。

四 头痛 1 例

朱某，女，33 岁，2013 年 12 月 26 日初诊。

病史：眉心及太阳穴疼痛，晨起及傍晚时明显，疲倦时症状明显，易疲倦，纳可，寐梦多，晨起精神不足，口干不苦，偶有目睛干涩，大便日行 1 次，成形，小便调，舌淡红苔薄黄，舌边齿痕（彩图 120），舌下 Ⅱ°迂曲（彩图 121），脉沉细弦，无怕冷，思虑较多，无心烦，四肢冰凉，Lmp：12 月 1 日，量偏少，色正常，无痛经。

诊断：头痛。

辨证：中气不足，气血不能上承。

治法：补中益气。

方拟：补中益气汤加减。黄芪 15 g，当归 12 g，白术 15 g，升麻 6 g，柴胡 10 g，陈皮 6 g，葛根 15 g，白芍 15 g，甘草 3 g。7 剂，日一剂，水煎分两次饭后温服。

按语：患者头痛，以疲倦时症状明显，伴易疲倦，晨起精神不足，晨起及傍晚时头痛明显，故考虑患者为中气不足，气血不能上承所致头痛，傍晚时阳气逐渐下降，故加重头痛，故治宜补中益气，方拟补中益气汤加减。

二诊：2014 年 1 月 16 日。药后症减，刻诊：偶劳累后感头痛，前额眉棱骨明显，纳寐可，四肢冰凉，Lmp：2014 年 1 月 2 日，夹少许血块，量色正常。舌淡红苔薄黄（彩图 122），舌下 Ⅲ°迂曲（彩图 123），脉细弦沉。

诊断：头痛。

辨证：血虚头痛。

治法：养血提神，通络止痛。

处方：当归 10 g，川芎 10 g，白芍 10 g，甘杞 15 g，黄精 15 g，葛根 10 g，升麻 6 g，熟地 15 g，女贞子 20 g，珍珠母 30 g。7 剂，日一剂，水煎日分两次饭后温服。

按语：患者经补中益气治疗后头痛症状较前明显减轻，目前行经过后，考虑阴血亏虚，故治以养血提神，通络止痛。

五 不寐 3 例

案例 1：江某，女，43 岁，2014 年 1 月 16 日。

主诉：夜寐欠佳 1 个月。

刻诊：夜寐欠佳，入睡困难，感口腔异味，呈泥腥样，喜热饮食，偶有嗳气，反酸，小腹时有疼痛，经期过后症状明显，舌淡红苔根黄腻（彩图 124），舌下脉络Ⅰ°迁曲（彩图 125）脉沉细弱。

诊断：不寐。

辨证：心阴不足。

治法：养阴清热，补心安神。

处方：生地 12 g，白芍 10 g，石斛 9 g，甘杞 12 g，野菊花 6 g，合欢皮 20 g，夜交藤 30 g，酸枣仁 15 g，鸡血藤 15 g，丹参 15 g。7 剂，日一剂，水煎日分两次饭后温服。

按语：患者夜寐欠佳，入睡困难，脉沉细弱，考虑心阴不足，心神不能内守，治以养阴补心安神，患者口腔异味，呈泥腥样，苔根黄腻，考虑有湿热之征，故予加用野菊花清热利湿。

二诊：2014 年 1 月 23 日。Lmp：2014 年 1 月 21 日，提前 4 天，量少，色红，无血块，无痛经。经期过后小腹仍疼痛。自诉服上药后口腔异味加重，怕冷，恶风，夜寐欠佳，入睡困难，食欲欠佳，纳食尚可，二便调。无再反酸，舌红苔薄黄干（彩图 126），舌下脉络Ⅰ°迁曲（彩图 127），脉沉细弱。

处方：苏梗 9 g，薄荷 6 g，辛夷花 9 g，野菊花 6 g，白芷 9 g，三癞各 10 g，浙贝母 6 g，玄参 10 g，甘草 3 g。5 剂，日一剂，水煎日分两次饭后温服。

按语：患者口腔异味较前加重，治以清热养阴，芳香化湿。

案例 2：林某，女，23 岁，2014 年 1 月 23 日初诊。

主诉：入睡困难 3 个月。

刻诊：入睡困难，夜间及午间睡觉时突然惊醒，夜间胸闷，无气短，大便日行 1~2 次，偏稀，小便自调，口干，咯痰，痰少色黄难咯，手足冰凉，行经前腰腹酸坠隐痛，夹血块，舌红前少苔，根黄厚（彩图 128），舌下脉络无迁曲，脉细弦寸滑。

诊断：不寐。

辨证：营卫不和。

处方：桂枝汤加减。百合 15 g，白芍 15 g，天花粉 15 g，乌梅 10 g，黄芪 18 g，桂枝 3 g，生姜 3 片，大枣 10 g，甘草 5 g。7 剂，日一剂，水煎日分两次饭后温服。

按语：患者入睡困难，睡觉时可突然惊醒，手足冰凉，口干，痰少色黄，考虑外寒内热，营卫不和所致，故予桂枝汤解肌通络，调和营卫，并用生黄芪益气走表，百合、天花粉养阴疏肝理气，调畅气机，乌梅收敛阳气，故全方共奏调和营卫，养阴益气，舒畅气机之功，使阴阳各安其位，升降出入条畅，而入夜自眠，夜寐能安。

二诊：2014 年 1 月 30 日。药后症减，入睡明显好转，睡觉时无再突然惊醒，夜间无再胸闷，大便日行 1 次，成形，小便自调，口干缓解，咯痰，痰少色黄，较前易咯，手足冰凉缓解，舌红前少苔，根黄厚（彩图 129），舌下脉络无迂曲，脉细弦寸滑。

处方：百合 15 g，白芍 15 g，天花粉 15 g，乌梅 10 g，黄芪 10 g，桂枝 3 g，生姜 3 片 g，大枣 10 g，甘草 5 g，浙贝母 10 g。7 剂，日一剂，水煎日分两次饭后温服。

按语：患者经上述治疗后，睡眠较前明显好转，但仍有咳痰，痰少色黄，故加用浙贝母清热化痰，余药物同前继续巩固治疗。

案例 3：陶某，男，33 岁，2014 年 1 月 16 日初诊。

主诉：反复睡眠困难 3 个月。

刻诊：夜寐欠佳，梦多，夜间易醒，进食生冷则胃脘不适，餐后步行胃脘感闷痛，纳可，二便调，心烦急躁，舌红苔薄白（彩图 130），舌下脉络无迂曲（彩图 131），脉细弦。

诊断：不寐。

辨证：肝郁伤阴。

治法：养阴疏肝。

处方：一贯煎加减。炒酸枣仁 15 g，知母 9 g，茯神 15 g，川楝子 9 g，沙参 10 g，麦冬 15 g，石斛 9 g，石决明 18 g，甘杞 15 g，桑叶 9 g。7 剂，日一剂，水煎日分两次饭后温服。

按语：患者夜寐欠佳，梦多，易醒，心烦急躁，脉细弦，考虑肝气郁滞，郁久伤阴所致，故治以疏肝养阴，方拟一贯煎加减，并于方中加入酸枣仁养心安神，石决明重镇安神。

二诊：2014 年 1 月 23 日。药后症减，刻诊：夜寐较前明显好转，无再梦多，夜间易醒缓解，心烦急躁缓解，进食生冷则胃脘不适，餐后步行胃脘感闷痛，纳可，二便调，舌红苔薄白，舌下脉络无迂曲，脉细弦。

诊断：不寐。

辨证：肝郁伤阴。

治法：养阴疏肝。

处方：一贯煎加减。炒酸枣仁 15 g，知母 9 g，茯神 15 g，川楝子 9 g，沙参 10 g，麦冬 15 g，石斛 9 g，石决明 18 g，甘杞 15 g，桑叶 9 g。7 剂，日一剂，水煎日分两次饭后温服。

按语：患者夜寐欠佳，梦多，易醒，心烦急躁，脉细弦，考虑肝气郁滞，郁久伤阴所致，故治以疏肝养阴，方拟一贯煎加减，并于方中加入酸枣仁养心安神，石决明重镇安神。

六　耳鸣 1 例

洪某，女，48 岁。2013 年 12 月 26 日初诊。

主诉：耳鸣 1 个月。

刻诊：耳鸣如蝉鸣，膝关节肿胀，头部前额及巅顶、双侧紧胀感，中午时症状明显，午后症减，胸闷，紧缩感，纳可寐安，二便调。怕冷，舌淡晦，苔薄黄，舌边齿痕（彩图 132），舌下Ⅲ°迂曲（彩图 133），脉沉细无力。

诊断：耳鸣。

辨证：肾阳亏虚。

治法：温肾补阳。

方药：金匮肾气丸加减。制半夏 9 g，陈皮 6 g，茯苓 15 g，制附子 6 g，桂枝 6 g，山茱萸 12 g，淮山药 15 g，茯苓 15 g，丹皮 10 g，泽泻 9 g，白芍 10 g，甘草 3 g。7 剂，日一剂，水煎日分两次饭后温服。

按语：患者耳鸣如蝉，耳为肾之窍，膝关节肿胀，膝为肾之府，伴怕冷肢凉，舌淡，脉沉细无力，故考虑病位在肾，为肾阳不足所致，故治以温肾补阳；患者胸闷紧缩感，予加用半夏以消痞散结。

二诊：2014 年 1 月 23 日。服药配合针刺治疗后，膝关节紧胀及巅顶紧胀大减，无再耳鸣，无再入睡困难，但心悸、胸闷明显，眼花缓解，口干，胃脘偶感积气，纳可，二便调。无再怕冷，舌淡晦，苔根腻（彩图 134），舌下Ⅲ°迂曲（彩图 135），脉细弦。

诊断：心悸。

辨证：心气亏虚，心神不宁。

治法：健脾益气，养心安神。

处方：黄芪 20 g，当归 10 g，白芍 15 g，白术 20 g，陈皮 6 g，茯苓 15 g，丹参 15 g，鸡血藤 15 g，五味子 6 g，夜交藤 20 g，炒枣仁 15 g。7 剂，日一剂，水煎日分两次饭后温服。

按语：患者耳鸣经上述治疗已愈，目前以心悸、胸闷明显，结合舌脉情况，考虑因心气亏虚所致，故治以健脾益气，养心安神。

七 目睛干涩 1 例

陈某,男,64 岁,2014 年 1 月 16 日初诊。

主诉:左眼目睛干涩 3 个月。

现病史:左眼目睛干涩,伴火辣感,眼科诊为结膜炎,经眼科治疗后症状有所缓解。刻诊:目睛干涩,目眶肿胀感,视物正常,双耳闭塞感偶作,无规律,口干不苦,大便日行 1 此,量少,干硬,纳少,进食 7 分饱,小便色黄。舌红苔黄腻(彩图136),舌下脉络迂曲Ⅱ°度(彩图 137),舌偏暗,脉弦。

诊断:目睛干涩。

辨证:湿热伤阴。

治法:养阴清热利湿。

处方:(1)中药口服:麦冬 10 g,天冬 10 g,生地 10 g,熟地 15 g,绵茵陈 12 g,苍术 6 g,薏苡仁 30 g,黄柏 6 g,川牛膝 9 g,野菊花 9 g,夏枯草 15 g,甘草 3 g。7剂,日一剂,水煎日分两次饭后温服。

(2)中药外用:野菊花 10 g,夏枯草 15 g,木贼花 15 g,甘杞 15 g,桑叶6 g。水煎后日熏眼 2 次。

按语:患者目睛干涩,目眶肿胀感,大便干硬,提示湿热伤阴,结合舌脉情况考虑肝经湿热熏蒸所致,治以清热利湿,养阴清热,滋补肝肾,并用川牛膝以引火下行,野菊花疏风散热,患者病位在肝、目,故予夏枯草清肝火,病位在上宜发而越之,故予外用野菊花、夏枯草、木贼花、甘杞、桑叶以疏风清热,清肝明目。

二诊:2014 年 1 月 23 日。上药后症大减,刻诊:目睛干涩火辣减,目眶肿胀减,双耳闭塞感偶作,小便色正常,大便日行 1 次,量正常,质软成形,纳可,夜间怕冷,发抖,寐差,夜尿多,舌红苔厚腻(彩图 138),舌下脉络Ⅱ°迂曲(彩图 139),舌偏暗,脉弦滑。

处方:太子参 15 g,天冬 15 g,麦冬 15 g,沙参 9 g,天花粉 10 g,乌梅 5 g,绵茵陈 15 g,苍术 9 g,薏苡仁 15 g,茯苓 10 g,白术 9 g,甘草 3 g。7 剂,日一剂,水煎日分两次饭后温服。

按语:患者服上药后症大减,目睛及双耳症状均减,小便色清,提示火热之邪基本已除,目前仍以阴虚湿热为主,热邪较前明显减轻,患者因服上药后出现夜间怕冷,寐差,夜尿多,考虑因服用寒凉之品后脾肾阳气有所损伤,故予加用健脾益气之品以顾护脾肾,同时健脾以助湿邪运化,并加用乌梅养阴收涩。

八 痤疮 1 例

陈某,女,22 岁,2014 年 1 月 16 日初诊。

主诉：颜面、躯干痤疮 6 年。

现病史：以月经来潮时症状尤著，经后痤疮症减，背部痤疮偶伴瘙痒，痤疮色暗，伴大便干结难解，数日 1 行，舌淡红苔根黄腻（彩图 140），舌下Ⅲ°迂曲（彩图 141），脉细弦尺弱，舌边齿痕。Lmp：2013 年 12 月 12 日，常推迟 1～10 天，色正常，偶夹少许血块，7 天干净。

诊断：痤疮。

辨证：风湿蕴肌，气滞血瘀。

治法：疏风止痒，活血利湿。

处方：荆芥 9 g，防风 10 g，连翘 10 g，土茯苓 30 g，生地 12 g，当归 6 g，赤芍 12 g，蝉蜕 6 g，白鲜皮 15 g，地肤子 15 g，甘草 3 g。7 剂，日一剂，水煎日分两次饭后温服。

按语：患者颜面及躯干多发痤疮，伴瘙痒，痤疮色暗，结合舌脉情况，考虑风湿蕴肌，气滞血瘀之证可诊断，故治以疏风止痒，活血利湿。

二诊：2013 年 1 月 23 日。药后大便 1～2 日 1 行，质软偏烂，痤疮症同前，背部痤疮仍伴瘙痒，手足冰冷，舌淡红，苔根略腻，舌边齿痕（彩图 142），舌下Ⅲ°迂曲（彩图 143），脉弦细尺弱。Lmp：2014 年 1 月 18 日，量略少，无再夹血块。

诊断：痤疮。

辨证：风湿蕴肌，气滞血瘀。

治法：疏风止痒，活血利湿。

处方：1 月 16 日方加萆薢 10 g，薏苡仁 30 g，蒲公英 15 g。7 剂，日一剂，水煎日分两次饭后温服。

按语：患者经上述治疗后，大便较前软烂，痤疮症状仍同前，故考虑利湿之力不够，予加用薏苡仁、萆薢、蒲公英以加强利湿之功。

九　淋证 2 例

案例 1：黄某，男，51 岁，2013 年 11 月 21 日初诊。

病史：尿频尿急尿痛，小便清，泡沫多，精液呈脓黄色样，肛门胀痛下坠感，烧灼感，口干痰多黏稠，目屎较多，巩膜充血，右上腹闷胀，气短，气喘，纳可寐差，怕冷，舌红苔黄厚腻（彩图 144），舌下脉络迂曲Ⅱ°（彩图 145），脉弦细重按不足。既往慢性前列腺炎 10 余年，未规范诊治。

诊断：淋证。

辨证：肾阳不足，湿热下注。

治法：清热利湿泻浊，健脾滋肝补肾。

方药：四妙散加减。炒黄柏 6 g，薏苡仁 30 g，蒲公英 20 g，苍术 9 g，萆薢 12 g，茯苓 15 g，金钱草 20 g，海金沙 20 g，虎尾轮 30 g，女贞子 30 g，旱莲草 20 g。10 剂，日一剂,水煎日分两次饭后温服。

按语:患者尿频尿急尿痛,精液呈脓黄色样,肛门胀痛下坠感,烧灼感,舌红苔黄厚腻,乃湿热下注之征;小便清,泡沫多,气短,气喘,怕冷,脉弦细重按不足乃肾阳不足之征;因患者目前湿热较重,且热重于湿,故暂不宜温补肾阳,以免加重湿热,治以先清热利湿泻浊,再予温补肾阳,因清热利湿泻浊有伤阴之嫌,故宜同时佐以滋补肝肾之阴,故方中予加用二至丸。

二诊:2013 年 11 月 28 日。药后症略减,刻诊:精液脓黄较前减轻,肛门胀痛减轻,烧灼感减,尿频尿急尿痛,小便清,泡沫多,口干痰多黏稠,目屎较多,胃脘闷胀,餐后明显,气短气喘,纳可寐差,怕冷,喜热饮食,倦怠乏力,咽喉痛减,舌淡红,苔黄腻干(彩图 146),舌下脉络Ⅱ°迂曲(彩图 147),脉沉细弦。尿常规检查:白细胞>100 g,细菌(++)。

诊断:肾阳不足,湿热伤阴。

治法:清热利湿,养阴生津。

处方:茵陈 15 g,麦冬 15 g,天冬 15 g,生地 15 g,川楝子 15 g,延胡索 15 g,芦根 15 g,鱼腥草 20 g,熟地 15 g,黄柏 6 g,麦芽 30 g,谷芽 30 g,鸡内金 10 g,桑叶 10 g,山楂 9 g。7 剂,日一剂,水煎日分两次饭后温服。

按语:患者经大剂清热利湿之品治疗后,舌苔干燥,考虑存在湿热伤阴之征,故治以加强养阴生津,并续予清热利湿,患者餐后胃胀,考虑饮食积滞,故予加用消食化积之品以消积导滞。

案例 2:吴某,男,83 岁,2013 年 11 月 21 日初诊。

病史:夜尿频多,每夜 3 次小便,小便清长,大便日 2 行,成形,纳寐可,舌晦红苔薄黄干(彩图 148),舌下脉络Ⅰ°迂曲(彩图 149),脉沉细弱。

辅助检查:胃镜示:慢性萎缩性胃炎并胃体糜烂,反流性食管炎(彩图 150)。病理检查示:①(胃窦)窦部黏膜组织 2 块,示中度萎缩性胃炎,活动性,伴轻度肠上皮化生;②(胃体)胃体黏膜组织 2 块,示重度浅表性胃炎,活动性,黏膜表面有糜烂(彩图 151)。

诊断:淋证。

辨证:脾肾阳虚,阳损及阴。

治法:温补脾肾,收摄肾气。

处方:党参 15 g,益智仁 10 g,芡实 15 g,补骨脂 9 g,石斛 10 g,淮山药 15 g,五味子 6 g,煅龙骨 15 g,煅牡蛎 15 g。7 剂,日一剂,水煎日分两次饭后温服。

按语:患者夜尿频多,小便清长,考虑脾肾阳虚,膀胱失于摄纳所致,故予健脾温阳,患者苔薄黄干,考虑阳损及阴,故佐以养阴之品,方中党参、石斛健脾益气养阴,补骨脂温补肾阳,收摄肾气,并予益智仁、芡实、淮山药健脾收涩,五味子补肾阴收纳肾气,煅龙骨、煅牡蛎收摄止尿。

二诊:2013 年 12 月 5 日。昨日不慎感冒,刻诊:干咳,痰少色白难咯,无鼻塞流涕,咽痒,无痛,无发热恶寒,口干口苦,纳可寐安,二便调。舌淡红苔薄黄(彩图152),舌下脉络Ⅰ°迂曲(彩图153),脉沉细。

诊断:咳嗽。

辨证:风热犯肺。

治法:疏风清热,宣肺止咳。

处方:桑白皮汤加减。辛夷花10 g,桑白皮12 g,地骨皮9 g,浙贝母6 g,黄芩10 g,桔梗6 g,生姜3片(后下),连翘9 g,甘草3 g。7剂,日一剂,水煎日分两次饭后温服。

按语:患者干咳,痰少难咯,咽痒,口干口苦,为风热犯肺之征,故治以疏风清热,宣肺止咳,方拟桑白皮汤加减。

三诊:2013年12月23日。偶有胃胀,怕冷肢凉,纳可寐安,大便日行2次,成形质软,无完谷不化,小便尚可,舌红苔白腻,舌下脉络Ⅱ°迂曲,脉弦滑。既往慢性萎缩性胃炎数年。

诊断:胃痞。

辨证:胃阴不足。

处方:石斛15 g,沙参15 g,甘杞15 g,太子参30 g,淮山药15 g,茯苓15 g,补骨脂10 g,女贞子20 g,丹参30 g,鸡血藤15 g,田三七15 g。7剂,日一剂,水煎日分两次饭后温服。

按语:患者偶有胃胀,舌红,既往慢性萎缩性胃炎,考虑胃阴不足所致,患者伴有怕冷肢凉,考虑阴阳两虚,故治以健脾益气养阴,佐以温补脾肾阳气,患者久病入络,故见舌下脉络Ⅱ°迂曲,方中石斛、沙参、太子参、淮山药、茯苓健脾益气养阴,女贞子、甘杞补养肝阴,丹参、鸡血藤、三七活血化瘀,补骨脂温补脾肾阳气,收涩止泻。则脾胃气阴得补,脾胃功能得以健运,脾肾阳气得以温补,则怕冷肢凉及大便次数偏多得以缓解。

十 行经浮肿1例

王某,女,31岁,2013年11月14日初诊。

主诉:反复下肢浮肿10个月。

刻诊:行经腰酸,下肢浮肿,经期过后腰酸、浮肿自消,胃脘怕冷,呃逆,大便日行1次,成形,纳可寐安,小便调,舌淡胖,苔薄白(彩图154),舌下Ⅱ°迂曲(彩图155),脉沉细弱。Lmp:2013年1月5日。

诊断:水肿。

辨证:脾肾阳虚,水湿停聚。

治法:温补脾肾。

处方:(1)黄芪20 g,甘杞10 g,黄精15 g,当归10 g,川芎6 g,熟地15 g,白芍

15 g。5 剂,日一剂,水煎日分两次温服。

  (2) 金匮肾气丸 2 盒,每次 15 粒,每日 3 次。

按语:患者下肢浮肿,水湿停聚,伴有腰酸、胃脘怕冷,舌淡胖,脉沉细弱,故考虑脾肾阳气虚弱,水湿不能正常运化而停于低处,故治宜温补脾肾,则脾肾阳气得健,则水湿之邪自运,浮肿自消;患者舌淡,苔薄白,脉细弱,考虑存在气血亏虚之征,故又予加用四物汤加甘杞、黄精、黄芪以补肝肾气血之不足。

二诊:2014 年 1 月 23 日。药后症减,刻诊:全身怕冷,面色萎黄,无便意,纳可,胃脘偶有冷痛,舌淡胖,苔薄白,舌边齿痕,舌下无迂曲,脉沉细。

诊断:脾阳虚弱。

处方:党参 15 g,制附子 6 g,干姜 5 g,白术 15 g,茯苓 16 g,当归 9 g,黄芪 15 g,白芍 10 g,陈皮 9 g。7 剂,日 1 剂,水煎日分两次饭后温服。

按语:患者目前暂无再腰酸及浮肿,以胃脘冷痛,无便意为主要表现,故目前以脾阳虚为主要表现,故治以附子理中丸以温中健脾。

三诊:2014 年 1 月 30 日。药后症减,刻诊:全身怕冷减,面色萎黄,大便正常,小便调,纳可,胃脘偶有冷痛,舌淡胖,苔薄白,舌边齿痕,舌下无迂曲,脉沉细。

诊断:脾阳虚弱。

处方:党参 15 g,制附子 6 g,干姜 5 g,白术 15 g,茯苓 16 g,当归 9 g,黄芪 15 g,白芍 10 g,陈皮 9 g。7 剂,日一剂,水煎内服。

按语:患者经温补脾阳后症状较前缓解,效不更方,续目前方案巩固治疗。

四诊:2014 年 2 月 9 日。药后症减,刻诊:Lmp:2014 年 1 月 3 日,行经腰酸较前明显减轻,下肢浮肿较前减轻,全身怕冷减,胃脘偶有冷痛,无再呃逆,大便日1 行,成形,纳可寐安,小便调,舌淡胖,苔薄白,舌下 Ⅱ°迂曲,脉沉细弱。

诊断:水肿。

辨证:脾肾阳虚,水湿停聚。

治法:温补脾肾。

处方:(1) 黄芪 20 g,甘杞 10 g,黄精 15 g,当归 10 g,川芎 6 g,熟地 15 g,白芍 15 g。5 剂,日一剂,水煎日分两次温服。

  (2) 金匮肾气丸 2 盒,每次 15 粒,每日 3 次。

按语:患者经温补脾肾后,下肢浮肿、腰酸较前明显减轻,目前月经临近结束,续治以温补脾肾及滋补肝肾气血。

十一 痛经 1 例

吴某,女,45 岁,2014 年 1 月 16 日初诊。

主诉:反复行经腹痛 1 年。

刻诊:经行小腹胀痛,坠胀感,腰脊酸,疲劳,餐后脐上腹部胀痛,怕冷,喜热饮,晚上饥饿,肠鸣音明显,纳可寐安,大便日 2 行,第二次不成形,稀糊状,完谷不化,小便量少,淋漓不尽。舌淡,苔薄黄,舌下Ⅲ°迁曲,脉沉细。Lmp：2014 年 1 月 8～14 日,量先少后多,血块少,色暗,痛经。

诊断：痛经。

辨证：气血不足,瘀血内阻。

治法：益气养血,活血调经。

处方：(1)四物汤加减。黄芪 30 g,当归 10 g,川芎 10 g,熟地 18 g,白芍 15 g,甘杞 15 g,黄精 15 g。5 剂,日一剂,水煎分两次内服。

(2)胃乐宁,每次 1 片,每日 3 次,连服 5 天。

按语：患者行经腹痛,腰酸,小腹坠胀,舌淡,脉沉细,舌下脉络迁曲,考虑因血虚不足气血不畅所致,故治以益气养血,活血调经,患者餐后上腹部胀痛,考虑脾虚气滞,故予加用胃乐宁健脾消食。

二诊：2014 年 1 月 23 日。药后症减,刻诊：再无上腹部胀痛,小腹胀痛减,偶痛则欲便,伴腰酸,怕冷,喜热饮,大便日行 2 次,排便不尽感,第二次不成形,稀糊状,完谷不化,左前胸偶痛,查彩超提示左乳腺有低回声结节,小便调,纳可寐安,舌淡红,苔薄黄,舌下Ⅲ°迁曲,脉沉细。

诊断：腹痛。

辨证：阳虚血瘀,肝郁气滞。

处方：党参 10 g,制附子 9 g,桂枝 6 g,生姜 3 片,大枣 16 g,甘草 3 g,细辛 3 g,艾叶 6 g,青皮 9 g,陈皮 9 g。7 剂,日一剂,水煎分两次内服。

按语：患者小腹胀痛,伴怕冷,喜热饮,脉沉细,考虑阳气虚弱,结合舌下脉络Ⅲ°迁曲,月经夹有血块,故伴有瘀血内阻,患者小腹胀痛,痛则欲便,排便不尽感,考虑肝气郁滞,肠道气机不利,传化失司所致,故目前治以温阳散寒,疏肝理气。

十二　卵巢囊肿 1 例

方某,女,23 岁,2013 年 12 月 26 日初诊。

主诉：发现右侧卵巢囊肿 1 年,开始治疗 2 周。

刻诊：经前小腹下坠,肢凉怕冷,疲乏无力,纳欠佳,无反酸,寐欠佳,夜梦多,大便日行 1～2 次,成形,偏烂,无完谷不化,舌胖舌尖红苔中黄腻,舌边齿痕(彩图 156),舌下脉络无迁曲(彩图 157),脉沉细。

诊断：卵巢囊肿。

辨证：肾阳亏虚,湿热瘀阻。

治法：温阳益气,清热利湿活血。

处方：黄芪建中汤合下瘀血汤加减。黄芪 15 g,桂枝 6 g,生姜 3 片,大枣 10 g,白芍 15 g,炙甘草 6 g,地鳖虫 6 g,桃仁 6 g,薏苡仁 30 g,苍术 10 g,白术 10 g。7

剂,日一剂,水煎日分两次饭后温服。

按语:患者下腹下坠,怕冷肢凉,疲乏无力,脉沉细,舌胖,舌边齿痕,故肾阳亏虚可诊断,患者纳欠佳,大便偏烂,考虑伴有脾阳虚,故治以温阳益气,方拟黄芪建中汤加减,患者右侧卵巢囊肿,为有形之物,结合舌苔黄腻,故考虑伴有湿热瘀阻之征,故治以清热利湿活血,方拟下瘀血汤加减。

二诊:2014 年 1 月 9 日。药后平顺,刻诊:夜寐梦多,精神倦怠,肩颈酸痛,四肢冰冷缓解,小便调,大便日行 2 次,偏烂,纳可,无口干口苦,舌红苔黄腻,舌边齿痕(彩图 158)舌下脉络无迂曲(彩图 159),脉沉。辨证同上。

处方:地鳖虫 6 g,桃仁 9 g,柴胡 10 g,赤芍 10 g,莪术 6 g,茯苓 15 g,桂枝 6 g,白术 10 g,青皮 9 g,陈皮 6 g,甘草 3 g,合欢皮 30 g。7 剂,日一剂,水煎日分两次饭后温服。

按语:患者经上述治疗后,症状较前缓解,故守方同前,患者夜寐仍欠佳,予加用合欢皮以解郁安神。

十三 头痛鳞爪 1 例

头痛为临床颇常见之症,一般外感疾病,鲜有不头痛者。若患外感头痛者,其治不外乎两大法也,施以辛凉解表或辛温解表等法,则头痛自愈。内伤头痛,亦甚常见,如风火、痰湿、气郁、血瘀以及气血、阴阳亏损等因素所致。凡此皆行之有效之方,临床医生类能知之,亦都能用之。还有其他原因诱发各种头痛,治法各异,不胜枚举,兹附录案例于后,以见一斑。

案例 1:丁某,女,38 岁,护士。

病史:患头痛 5 年,每月发作 2~3 次,头痛如针刺,时而欲恶,面色颇晦,形胖体肿,舌紫,苔薄腻,脉弦而滑。

辨证:痰滞血瘀,经脉瘀阻。

治法:化痰散瘀。

处方:自拟贝蝎散。川贝母 15 g,全蝎 9 g,蜈蚣 3 只,共研细末,每次 1.5~3 g,每日 2~3 次,开水配服,连服数次而愈。

案例 2:林某,女,40 岁,已婚,工人。

病史:患病年余,形寒肢冷,头痛而晕,肢体麻木,心悸不寐,近 3 个月来加剧,舌质淡而暗,苔薄腻,脉沉细,血压 20/13 kPa。

诊断:高血压病。

辨证:阳虚瘀血型。

治法:温阳化瘀。

处方:附子 9 g,丹参、赤芍、白术、茯苓各 9 g,炒枣仁、生龙骨、生牡蛎、牛膝各 15 g,3 剂。

二诊：药后形寒头痛改善,头晕心悸已愈。但肢麻之症未减,舌淡,苔较薄白,脉沉缓,血压 18.7/10.7 kPa,原方加制川乌、制草乌各 3 g,党参 9 g,续服 3 剂。

三诊：药后,症消失,舌淡红脉缓,血压 18.7/10.7 kPa,续服 3 剂,以资巩固。

按语：头痛主因不胜枚举,兹录 2 例,两案均属血瘀而头痛,丁某经用疏风化瘀加全蝎、蜈蚣而治愈。林某以丹参、赤芍改善体内血脉通畅,以达"通则不痛"也。丁某因痰阻而发头痛唯用川贝母一味以化痰散结,助其通路;林某因阳虚而头痛,故选用附子、党参、制川乌、制草乌等温阳益气,使阳复气充血瘀通畅。

余临诊凡是有因"痰瘀"而头痛或"阳虚瘀血",导致头痛者,就采用上述治疗,疗效颇佳。

十四 紫癜(肌衄)1 例

林某,男,12 岁,1978 年 4 月 9 日初诊。

病史：皮下紫块,鼻衄,齿衄,牙龈青紫,已历 4 年之久。于 1974 年开始,因发烧咳嗽,口服及肌注抗生素类药物,嗣后咳愈热退,即见四肢及面部出现 10 余处紫块,大小不等,时伴鼻衄、齿衄、腹痛、关节酸痛症状。同年 9 月住某医院,查血小板：70×10^9 g/L,连续两次血块收缩试验,均属正常,出血时间 1.5 分,凝血时间 2 分,其他周围血象均属正常。拟诊过敏性紫癜,经用维生素 C,维生素 K 及强的松等药物治疗,症遂减轻,但血小板尚未正常,皮肤易见紫块,不易消退。次年 4 月 15 日,要求出院,回家休息治疗。经 3～4 年以中药参芪红枣汤、紫珠草、蝉蜕等药物治疗。4 年来,皮肤紫块反复出现,血小板上升不显,常波动于 $56 \times 10^9 \sim 84 \times 10^9$ g/L。

刻诊：患者面色苍白,口唇淡,牙龈青紫,皮肤见大小不等紫块 7～8 处,按之不退,时见鼻衄,皮肤瘙痒,舌质红,苔白厚,脉细数带弦,重按无力。

辨证：气虚血热,湿邪内蕴。

治法：益气健脾,清热祛湿,凉血止血。

处方：太子参 12 g,怀山药 15 g,莲子肉 12 g,芡实 10 g,茯苓 15 g,生地 9 g,丹皮 5 g,红枣 30 g,水牛角 10 g,金钱莲 6 g。

二诊：1978 年 5 月 14 日。服药后皮肤瘙痒好转,未见鼻衄,皮肤紫块消失大半,舌质偏红,苔转薄白,脉弦细略数,实验检查：WBC 5 700×10^6/L,N47%,E6%,L47%,PLT100×10^6/L。

处方：同前法加银花炭、连翘等清热凉血之品,连服 5 剂。临床症状平顺,自配原方,再服 7 剂。

三诊：1978 年 6 月 3 日。药后诸症减轻,舌质淡红,苔薄白,脉细略数,重按无力。实验室检查：WBC 6 300×10^6/L,N 47%,E9%,L 44%,PLT 108×10^6/L。

处方：太子参 15 g,麦门冬 10 g,银花炭 10 g,连翘 10 g,金线莲 6 g,大枣 10 g,

杜仲 10 g,黄柏 5 g。

四诊：1978 年 7 月 10 日。牙龈紫色又显现,下肢皮肤见有 1～2 处紫块,4～5 日后,可自行消退,舌质淡红,苔薄白,脉细稍数,重按无力。实验室检查：WBC 8 400×10^6/L,N 12%,E 3%,L 42%,PLT 114×10^6/L。

处方：西洋参 1.5 g(另炖),茯苓 15 g,大枣 10 g,金钱莲 6 g,银花炭 10 g,连翘 10 g,水牛角 10 g。

五诊：1978 年 8 月 6 日,药后近 1 个月,诸症稳定皮肤未见紫块,余属正常,舌质淡红,脉如前。症属血热已平,气阴未复,拟益气养阴之品。

处方：太子参 15 g,白芍 10 g,怀山药 10 g,大枣 30 g,生地 10 g,金钱莲 6 g,丹皮 6 g,甘草 3 g,隔日一服,以巩固疗效,于同年 12 月随访,未见异常,患儿照常上校学习。

按语：紫癜系指皮肤或黏膜出血,现代医学一般将紫癜分为血小板减少性及非血小板减少性两大类。前者系血小板总数减少或完全缺乏,后者则血象正常,系因毛细血管内膜的病变使其渗透性及脆性增高而致出血(亦称过敏性紫癜)。

本例属于"肌衄","九窍一齐出血,名大衄……皮肤出血曰肌衄……此皆衄血随所患处而命名也"。

关于此病中医治疗,各地报告甚多,如(1961 年)中医杂志,王氏报告 3 例过敏性紫癜,辨证多属虚寒,选用当归补血汤加减。(1963 年)江苏中医报道,分为两型,有火型采用丹芍地黄汤、犀角地黄汤、六味地黄汤、银翘散等;无火型以四君子汤、四物汤、胶艾四物汤、归脾汤等,而获得满意疗效。本例症见皮下紫块等证候,现代医学诊为"过敏性紫癜"。中医辨证系肌衄。观其患者舌质红,苔白厚,脉弦细带数,此属血热之实证,故选用犀角地黄汤加味以清热凉血,预达热平血静。又因病达四年之久,"久病体虚",故见面色苍白,口唇淡白,脉象无力,仍气虚之候,须益气健脾,佐以养津之品如西洋参(或太子参)、怀山药、莲子肉、芡实、山茱萸、红枣等兼顾其虚,防其凉血之过,所以本例标本同治可达到祛邪不伤正,扶正不碍邪,而致病安从来矣!

十五 血崩致痉 1 例

洪某,女,25 岁,已婚。

病史：于 1980 年 2 月 29 日午后小腹隐痛,入暮频发,旋即经血如涌(600～700 mL),色淡红、有瘀块、下肢不能屈伸、察其形体肥胖。面色苍白,口唇色淡,汗出肢冷、苔薄白、六脉虚大。综观脉症乃为血崩气耗,津液耗损,筋脉失养以致痉,急宜益气固脱,通络解痉为法,以高丽参 6 g,浓煎、顿服并针刺三阴交、承山、足三里、八风等穴,施以针刺补法,留针 15 分,嗣后,两下肢屈伸自如,汗止肢温,血崩止,脉细缓。

处方：胶艾四物汤加味。阿胶 12 g（另炖），熟地 12 g，当归、白芍各 10 g，党参 15 g，川芎 4.5 g，艾叶 2.4 g，大枣 5 枚，益母草 15 g，炒黄芩 5 g，3 剂。

二诊：药后经血已净，但胃脘胀闷，纳食不馨，时而欲呕，苔白腻，脉细缓。此为脾运失司，湿阻不化，胃失和降，用健脾益气，和胃祛湿以陈夏六君子汤加黄柏服 3 剂。

三诊：药后诸恙皆愈，仍时感头晕心悸，倦怠乏力，舌淡红，苔薄白，脉细弱。此为病后气血未复使然，用八珍汤以善后。

按语：血崩一证，与气血和冲任经脉失调有关，系气虚摄血无权，冲任不固，气耗血损，筋脉失养之故。《金匮要略》云："痉证总由阴虚血少，筋脉不能荣之故"。故以独参汤急固之气，统摄阴血，结合针刺镇痛止痉，后经调理脾胃，气血双补、而奏其功。

十六　热痹 1 例

蔡某，男，16 岁，工人。1971 年 8 月 29 日初诊。

病史：患者于 2 个多月前，左侧胸窝肿瘤手术术后无不适，于 5 天前切口处疼痛，下肢乏力，逐日加剧，左膝关节明显红肿热痛，比健侧肿大 2/3，内侧上方触之有波动感，屈伸不利。伴发热，口苦咽干，喜冷饮，纳呆，便秘，溲赤，舌红、苔白厚、根浊，脉弦数。曾肌注抗生素药物，症状未减。

中医诊断：热痹。

辨证：湿蕴化热，络脉瘀阻。

治法：清热，通络，化瘀。

处方：（1）桂枝白虎汤加减。桂枝 9 g，石膏 30 g，知母 9 g，甘草 3 g，忍冬藤 12 g，丹参 12 g，地龙干 9 g，徐长卿 9 g，络石藤 9 g，葡萄藤 12 g，苍术 1.5 g，黄柏 4.5 g，薏苡仁 30 g，日服 1 剂。

（2）肌注：接骨金粟兰 2 mL，每天 1 次，以助通络止痛，活血化瘀。

二诊：用药 10 天后，左侧膝关节红肿热痛渐减，热退，但仍屈伸不利，舌质红，苔黄厚腻。治仍守上法。

处方：（1）外用中药：桂枝白虎汤加木瓜 9 g，红花 9 g，赤芍 9 g，络石藤 15 g，日服 1 剂。同时用中药外洗患处，以助舒经活络。

（2）口服中药：艾叶 12 g，生姜 15 g，柚子片 30 g，红花 12 g，桂枝 6 g，佩兰 9 g，蓖麻叶 12 g，水煎适温，浸洗患处。用药 15 天后，以上诸症均已消失，舌质红稍退，苔转薄腻，脉弦缓。

按语：患者由于素体虚弱起居不慎，感受风寒，湿邪侵袭，邪气流注肌表、经络、关节，致使气血运行不畅而成。《内经·痹论》曰："风、寒、湿三气杂至，合而成痹也"，故症见左膝关节红肿热痛，屈伸不利。苔厚根腻，脉弦数，伴见口苦，赤溲，便秘,皆为湿浊内蕴,郁久化火之证。

十七 眩晕(高血压病)1例

吴某,男性,50岁,工人。

病史:于1975年春始头晕目眩,甚时欲呕,肢体颤动,睡眠不佳,咽干耳鸣,大便干燥,舌质红,少苔。脉弦细数,血压28/13.5 KPa。

诊断:高血压病。

辨证:阴虚阳亢,肝风内动。

治法:滋阴潜阳,平肝息风。

处方:生地24 g,玄参、白芍、桑椹各15 g,钩藤15 g(后下),丹皮9 g,女贞子、川牛膝、槐花各12 g,生牡蛎、珍珠母、桑寄生各30 g。

服法:水煎服,1日煎2次,上、下午各服1次,连进20剂,诸症告愈,血压18.5~20/11~11.5 kPa,病情稳定。

按语:本例眩晕病证,由于劳伤过度,年老精衰,肝肾阴虚,肝阳上亢,肝风内动之辨,故以滋阴潜阳,平肝息风等壮水制阳之法而获效。

十八 胁痛(慢性肝炎)1例

邓某,女性,44岁,教师。

病史:病发已7年有余,经常性疲乏寐差,头晕腰酸,咽干口苦,右胁隐痛,小便时黄,舌红,少苔,脉弦细带数。2月15日生化检查:总蛋白88 g/L,白蛋白41.5 g/L,球蛋白46.5 g/L,比例0.89,胆固醇6.9 mmol/L,射絮(+++),射浊22 N,锌浊22 N,GPT420 N,蛋白电泳r35.6%。

诊断:慢性肝炎(胁痛)。

辨证:肝郁化火,肝阴亏损。

治法:滋养肝阴,疏肝理气,佐清热泻火。

方药:取沙参、玄参、郁金、金银花、连翘各5 g,橘叶、栀子根各15 g,女贞子12 g,当归6 g,五味子、甘草各3 g。

按语:本证见头晕不寐,口干咽燥,腰酸疲乏,舌偏红,少苔,脉细数,为肝阴亏损。而右胁隐痛,小便微黄,口苦,脉弦数,系气机不畅,热邪未清之故。治法应以标本兼治,方中沙参、玄参、女贞子等滋养肝阴,配合橘叶、郁金、当归等疏理气机,佐以金银花、连翘、栀子根、甘草以清解余热,用五味子之性温以制寒,用其味酸以敛阴。疗程3个月,体征明显转愈,肝功能恢复正常,于6月18日复查肝功能,总蛋白75 g/L,白蛋白48.3 g/L,球蛋白27.2 g/L,比例1.77,胆固醇5.7 mmol/L,射浊10 N,射絮(±),锌浊10 N,GPT正常,蛋白电泳r20.5%。

十九　脾虚带下病 1 例

郑某,女性,42 岁,工人。

病史:面色㿠白,头晕目眩,心悸纳减,腰膝酸软,四肢乏力,大便溏,小便浑浊,白带多而稀,舌淡体胖,边有齿痕,苔薄腻,脉沉滑,右寸关细。

辨证:为脾虚失摄,带脉受损,湿浊下注,故见纳少,大便溏,小便浑浊,白带多而稀。此症乃脾虚运化失常,致水谷精微不能上输化生气血,则气血亏损,致面色㿠白、心悸,四肢乏力,精血亏损,不充脑髓则见头晕目眩等病症。治疗应从脾虚夹湿之机入手。

治法:健脾渗湿,收涩止带。

处方:党参、云苓、白术、淮山药、莲肉、芡实等健脾益气,苍术、椿根、车前子等淡渗利湿,银杏、牡蛎、鹿角霜等收涩止带。继服 2 周,湿解带止,脾得健运,气血渐复,诸症痊愈。

二十　扶正祛瘀治疗癌症

林某,男,46 岁,教师。

病史:1987 年 5 月在厦门某医院 B 超诊为"肝癌",经西药治疗未显效,于 1987 年 11 月 3 日转中医院治疗。患者于 15 年前曾右胁疼痛,尿黄、目黄,在厦门某医院似为"肝炎",经住院治疗,痊愈出院。1987 年 5 月又发右肋痛胀闷,伴耳鸣,纳少,消瘦,二便自调。查体:右肋下可触及肿大 5 横指,剑突下可触及肿块 6 横指,压痛明显,质地坚硬,表面光滑,舌红,苔薄白,脉细滑。

辨证:肝郁脾虚,气滞血瘀,

治则:扶正健脾,化瘀散结。

处方:地鳖虫、桃仁、大腹皮、连翘各 9 g,穿山甲(醋)、麦芽、谷芽各 15 g,黄芪、白花蛇舌草各 24 g,槟榔 5 g,连服 20 余剂,其中或加当归 5 g,莪术 9 g,或加山楂 6 g,神曲 15 g。

二诊:1987 年 12 月 2 日,诉右胁疼痛明显减轻、纳食转佳、腹部不胀、然仍耳鸣,小便清长,大便成形,精神状态好,舌红,苔薄白、脉细。药显初效,仍按原法治之。

处方:地鳖虫、桃仁、山楂、莪术、连翘、大腹皮、麦芽、谷芽各 9 g,制大黄、槟榔各 5 g,穿山甲(醋)、白术各 15 g,黄芪、白花蛇舌草各 21 g,每日 1 剂,连服近 2 个月。

三诊:1988 年 1 月 20 日,患者右胁疼痛胀闷已失、肿块未见发展,近日来腹部反复不适,时呈剧痛,大便溏,日行 2 次,纳少耳鸣。舌红苔薄白,脉滑。此为瘀久失疏,脾运失权。仍守原法。

处方:党参、白芍、蒲公英、麦芽各 15 g,谷芽 15 g,黄芪、大腹皮各 12 g,白术、木香、川连须各 9 g,槟榔 6 g,甘草 3 g,日服 1 剂,连服 1 个多月。

四诊:1988 年 4 月 30 日。患者消瘦、纳差疲乏、耳鸣、二便自调肿块未见增大,压痛,叩击痛轻,舌红苔白、脉弦。仍守原法进退治之。

处方:黄芪、淮山药、茯苓、鳖甲各 15 g,桃仁、麦芽、谷芽、郁金、赤芍、连翘各 6 g,地鳖虫 3 g,石斛 12 g,日服 1 剂,连服 2 个多月,期间选服三棱、莪术、丹参、山栀、神曲、莲子肉。

按语:1988 年 5 月 31 日我院 B 超示:肝脏普遍增大:右叶见 5.4 cm×2.8 cm,2.8 cm×1.9 cm 等大小不一的多个低回声团,肝右叶多发性占位性病变。患者病情未见恶化。

后　记

一　患者致言

80岁的涂教授至今仍坚持门诊,他的一生离不开患者,而追随他的患者更是离不开他。

福建中医学院已故副院长、著名教授盛国荣曾高度评价涂福音教授在中医脾胃领域"遵李东垣(中国医学四大家之一)脾胃之精华,进一步发挥……"名如其人。许多喜爱中医的厦门人感叹,涂福音是厦门患者的福音,也是厦门医学界的财富。对于这样的殊荣,涂教授很谦虚。他朴实地说:"我只是一个医者,给生病的患者看病开药。"

但经他调理并痊愈的患者却奉他为自己新生命的创造者。在记者两次的现场采访中,几乎所有患者均情不自禁赞誉涂教授,并表达了他们对涂教授的感恩和爱戴。

1. 我就是他的铁粉丝

在诊室门口等候涂教授时,记者看到一位65岁的老人手里拿着足有5 cm厚的病历,兴高采烈。我纳闷地问:"您病历这么厚啊,看病也这么开心?"老人乐呵呵地说:"这都是我几十年来坚持给涂教授汇报病情的成果啊,每次见到他,我都不觉得自己生病,更像是在拜访老朋友。你说怎么不高兴? 按照时尚的说法,我就是他的铁杆粉丝呢。"

2. 不是亲人但胜似亲人

厦门大学嘉庚学院返聘叶老师说:涂教授就像是我们的亲人。他在问诊时常如拉家常般亲切,没有架子也没有客套。那份对患者的关爱来自他的真诚和真情,几十年如一日。从开始选择中医调理身体,我就将自己的健康交给了涂教授。这份依赖已不是简单的几剂药,而更多的是一份信任。我们这样的医患关系不是亲人但胜似亲人。

3. 消化系统领域的名医

厦门全力信息咨询公司郭先生与涂教授相识有近半个世纪:我们曾是高中同学,现在我的家人是他的患者。他继承先辈少年习医,刻苦钻研,担任厦门中医院院长期间平易近人、德才兼备,对消化系统脾胃病的疑难杂症以及眩晕、头痛、哮喘诸症有独特研究和认识。他用药变化之巧而且药方价格便宜对症,令疾病得以缓解根治,作为福建中医界消化系统领域的泰斗和名医,实在是名不虚传。

4. 令人尊敬热爱的医者

涂教授每周有四个半天坚持门诊,每次看完最后一个预约患者都是中午十二点半以后,有时甚至更晚。记者专程两次前往华医馆门诊,才得以感动涂教授接受采访(先前他一直拒绝媒体采访)。

这位 76 岁还坚守在门诊一线的老人,总让人联想到厦门历史上的医神吴真人。他们都是医术精湛,医德高尚,慈悲济世,深受患者尊敬热爱的医者。

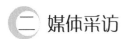 媒体采访

慢性胃炎,为现代常见、多发病,中药调理可以治愈。

《健康潮》:现在许多人经常出现胃脘痛时随便买点胃药止痛,但没多久胃痛又出现。胃镜检查就是慢性胃炎,听说您结合祖传研制出"胃炎汤",很有疗效。请问慢性胃炎可以通过中药调理痊愈吗?

涂福音:脾胃为后天之本,慢性胃炎的主要病因多因外受寒热、邪犯于胃,或过食生冷、肥甘、辛辣之品,食滞不化,湿热内生损伤脾胃,也与情绪郁滞、多静少动、工作压力大、饮酒过度等生活习惯有关。综合各种临床表现,我们归纳为肝郁脾虚、脾虚湿热、郁热伤阴、气滞血瘀四个证型。

根据中医学理论以及我们几十年的临床经验,拟定了"胃炎汤"。该方主要具有益气健脾、疏肝解郁、清热利湿、化痰散结的功用,既可改善全身状况,又可促使局部的病理恢复,通过多年临床观察效果理想。特别是对慢性浅表性胃炎疗效突出。

"胃炎汤"的主药是厦门的中草药,不但具有地方特色,而且药源充足,药价低廉,有研究开发与推广运用价值。

"冬病夏治"及供慢性支气管炎患者参考使用的 6 个单方。

《健康潮》:中医讲究"冬病夏治",夏天开始了,哪些慢性病适合这个季节来调理呢?

涂福音:冬病夏治是中医学的一大特色,利用夏季气温高,机体阳气充沛的有利时机,调整人体的阴阳平衡,增强人体免疫能力。因此,所有阳气不足、肺气虚弱及虚寒疼痛和一些免疫功能低下类疾病在春夏治疗效果好。

"冬病"指某些好发于冬季,或在冬季加重的病变,如支气管炎、支气管哮喘、风湿与类风湿性关节炎、老年畏寒症以及属于中医脾胃虚寒类的疾病。"夏治"指夏季这些病情有所缓解,趁其发作缓解时节,辨证施治,适当地内服和外用一些方药,以预防冬季旧病复发,或增强抵抗力减轻其症状。

比如,对于慢性支气管炎的中医药治疗,按中医的理、法、方、药辨证施治方法有很多,为方便患者在家自行调理,推荐 6 个单方验方供参考。

(1)鲜姜 3～5 g,红糖 10 g,加水煮沸 10 分钟,去姜温服可治寒痰。

(2)生橄榄 4 枚(打碎),冰糖 15 g,水适量煎至出味,温服可止咳化痰。

（3）百合 30～50 g，款冬花 15 g，冰糖 15 g，水煎空腹顿服，可润肺止咳。

（4）黑木耳 10 g，冰糖 10 g，开水炖服，可治慢性支气管炎。

（5）杏仁 10 g，胡桃（去壳）8 个，共捣加蜜为丸，每粒重 16 g，早晚各服一丸，姜汤送服，可治咳、痰、喘。

（6）鱼腥草 30 g，鸡蛋 1 个，先煎鱼腥草去渣，加鸡蛋（去壳），煮沸顿服，适用于体虚久咳的慢性支气管炎，具有清热化痰止咳的作用。

患者表扬信

尊敬的编辑：

您好！

看到中医院的征文启事，有一位老医生的影子在我脑海里挥之不去，他是我妈妈的救命恩人，也是我全家人的大恩人，他就是有名的老中医，原中医院院长涂福音老主任。涂教授医德高尚，医术高超，堪称医生的楷模。

2009 年 12 月我妈妈被查出食道癌中期，低分化，在经过一系列的检查、营养支持治疗后，我妈妈如期进行了食道癌切除术。虽然手术很成功，但由于我妈妈长期体弱多病，医生说最多只能做四次化疗。在经历炼狱般的手术、化疗后，妈妈骨瘦如柴，本来就有慢性浅表性胃炎的她一不小心就上吐下泻，痛苦不堪！在这个时候我听我同学说她父亲也得了与我妈妈一样的病，也是在一个医生处手术、化疗。恶性程度比我妈小，是中分化，在一年半就离世了。听到这个消息我心急如焚，打听到涂福音老主任是有名的脾胃病专家，于是赶忙找到他，跟他说明我妈的病情，问他能不能带我妈来找他看病，他二话不说很爽快地答应了。

第一次就诊他热情地接待我妈，问我妈哪里不舒服，吃的怎样，睡得好吗？之后又认真地把脉、看舌苔、舌下静脉，看完后又向我妈解释我妈的病情及接下来的治疗方案。我如释重负，庆幸遇到这么高明的老医生又这么平易近人、和蔼可亲。回家几剂中药喝下，我妈妈的症状明显改善。由于食道切除了一大段，我妈妈吃饭、喝中药都要少量多餐，经常 7 剂药喝半个多月，即使是这样，效果依然很好！就这样断断续续看了 1 年多，我妈妈的病情好得差不多，涂教授有交代每隔 2 个月要再来让他看一下，每个时节要吃些什么交代得清清楚楚。

一晃我妈妈已经术后近 6 年了，当年有医生说我妈最多只能活 3 年，妈妈创造了医学的奇迹！而这功劳最大的就是涂教授。是他的尽心治疗使我妈获得了新生，也让我见证了中医的神奇！

现在涂教授仍然勤勤恳恳地坐诊，力所能及地为患者解除病痛，但毕竟年事已高，希望越来越多年轻医生能够继承涂教授的医德医术，使古老的中医医术代代相传、生生不息，为广大的病患者造福！

护士：刘玉梅

舌、舌下脉络图片及辅助检查报告

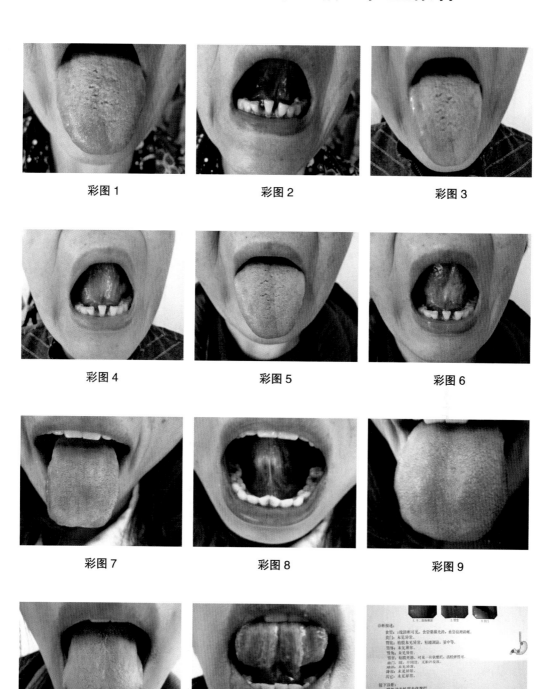

彩图 1   彩图 2   彩图 3

彩图 4   彩图 5   彩图 6

彩图 7   彩图 8   彩图 9

彩图 10   彩图 11   彩图 12

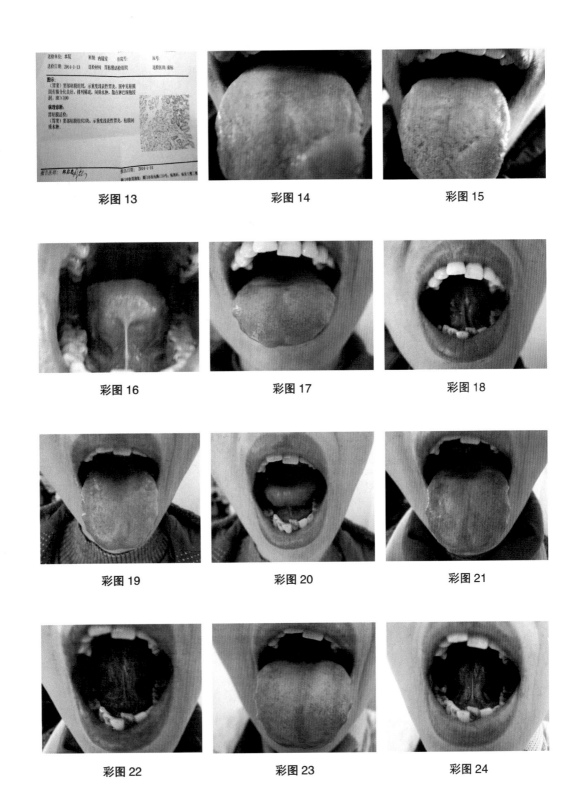

彩图 13　　　　　　　　　彩图 14　　　　　　　　　彩图 15

彩图 16　　　　　　　　　彩图 17　　　　　　　　　彩图 18

彩图 19　　　　　　　　　彩图 20　　　　　　　　　彩图 21

彩图 22　　　　　　　　　彩图 23　　　　　　　　　彩图 24

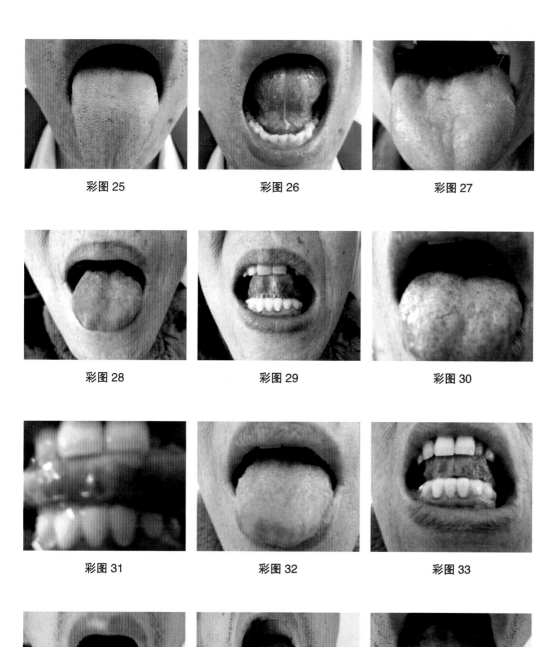

彩图 25

彩图 26

彩图 27

彩图 28

彩图 29

彩图 30

彩图 31

彩图 32

彩图 33

彩图 34

彩图 35

彩图 36

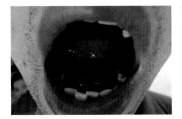

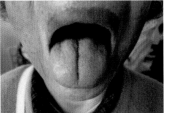

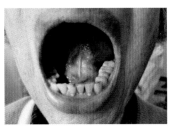

彩图 37

彩图 38

彩图 39

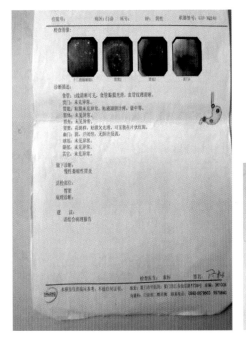

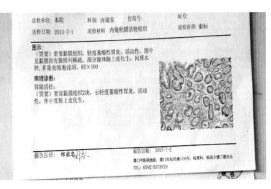

彩图 40

彩图 41

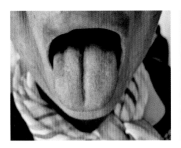

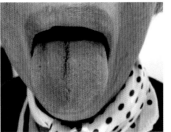

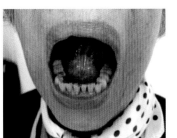

彩图 42

彩图 43

彩图 44

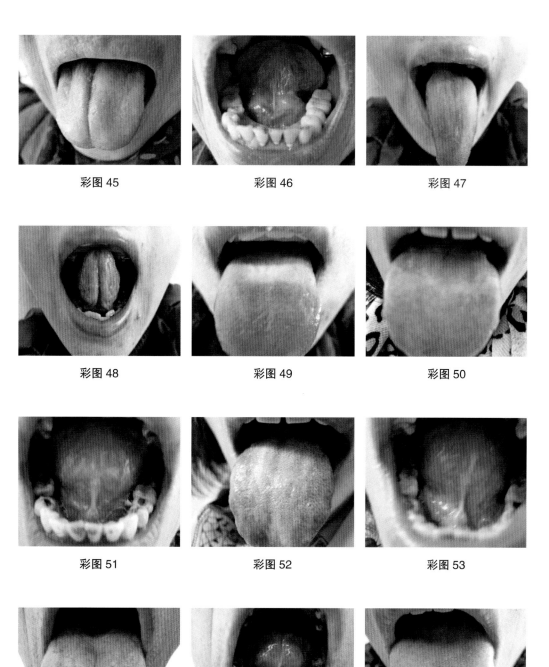

彩图 45　　　　　　　　　　彩图 46　　　　　　　　　　彩图 47

彩图 48　　　　　　　　　　彩图 49　　　　　　　　　　彩图 50

彩图 51　　　　　　　　　　彩图 52　　　　　　　　　　彩图 53

彩图 54　　　　　　　　　　彩图 55　　　　　　　　　　彩图 56

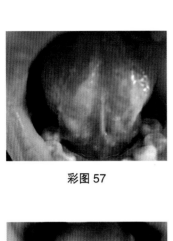

彩图 57

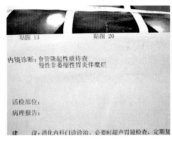

彩图 58

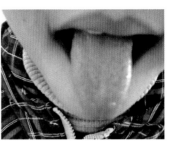

彩图 59

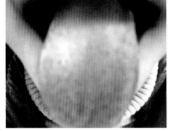

彩图 60

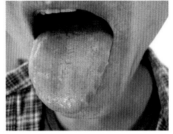

彩图 61

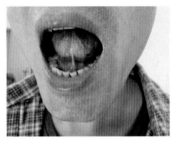

彩图 62

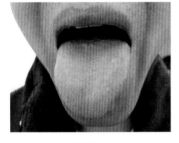

彩图 63

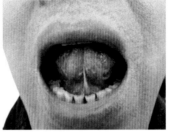

彩图 64

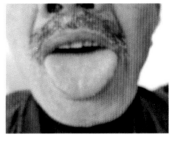

彩图 65

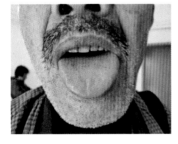

彩图 66

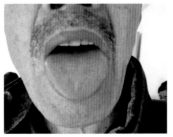

彩图 67

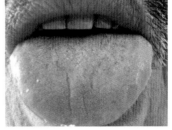

彩图 68

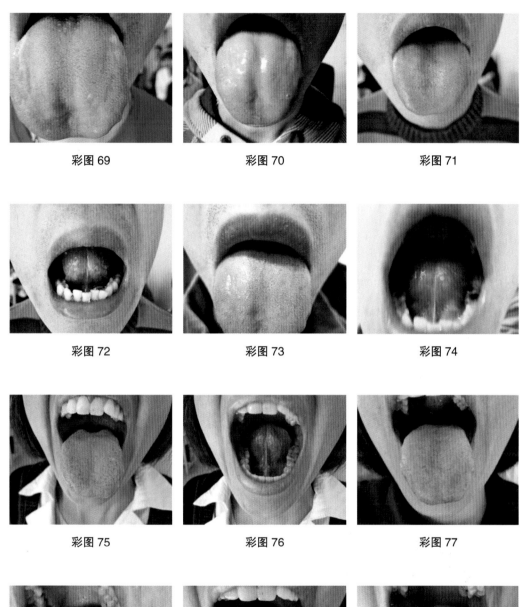

彩图 69 　　　　　　　　彩图 70 　　　　　　　　彩图 71

彩图 72 　　　　　　　　彩图 73 　　　　　　　　彩图 74

彩图 75 　　　　　　　　彩图 76 　　　　　　　　彩图 77

彩图 78 　　　　　　　　彩图 79 　　　　　　　　彩图 80

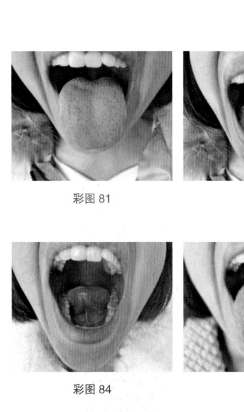

彩图 81

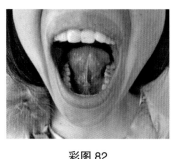

彩图 82

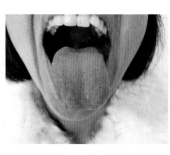

彩图 83

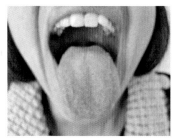

彩图 84

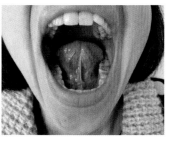

彩图 85

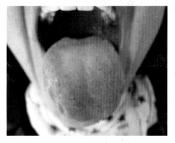

彩图 86

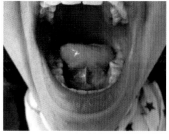

彩图 87

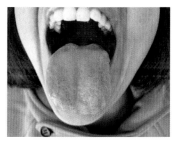

彩图 88

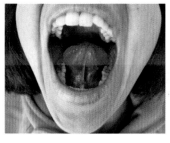

彩图 89

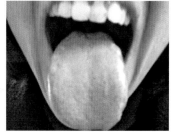

彩图 90

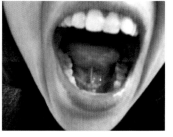

彩图 91

彩图 92

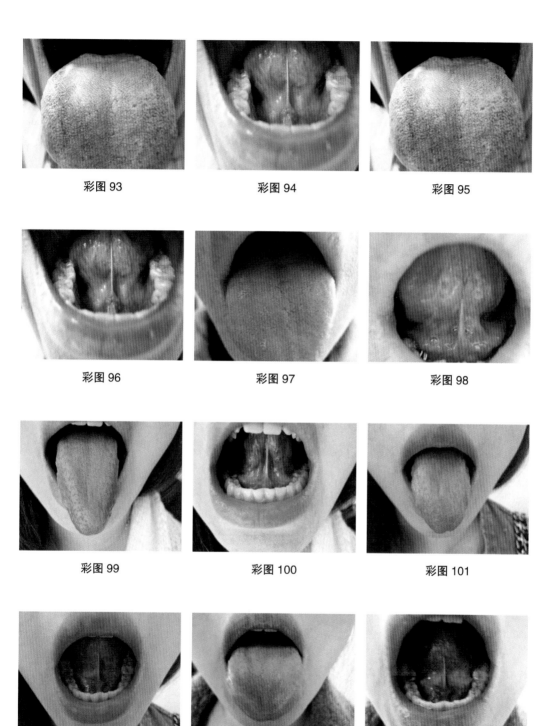

彩图 93 彩图 94 彩图 95

彩图 96 彩图 97 彩图 98

彩图 99 彩图 100 彩图 101

彩图 102 彩图 103 彩图 104

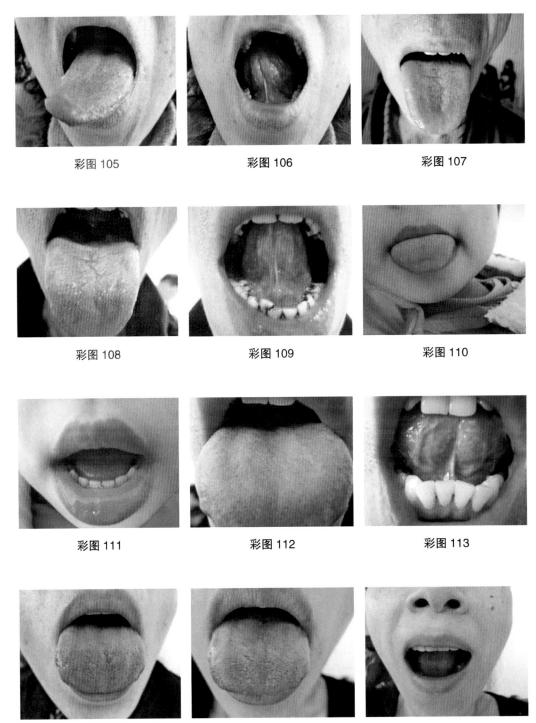

彩图 105

彩图 106

彩图 107

彩图 108

彩图 109

彩图 110

彩图 111

彩图 112

彩图 113

彩图 114

彩图 115

彩图 116

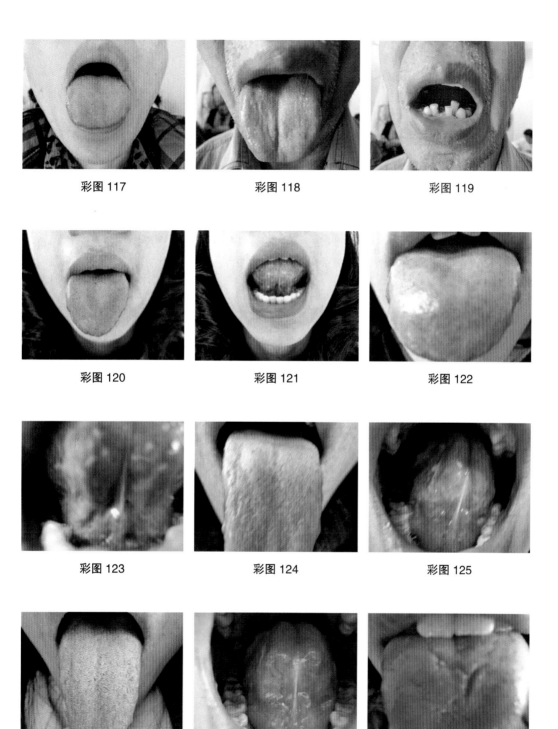

彩图 117

彩图 118

彩图 119

彩图 120

彩图 121

彩图 122

彩图 123

彩图 124

彩图 125

彩图 126

彩图 127

彩图 128

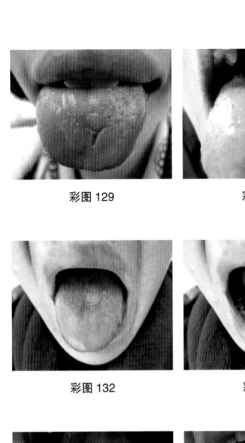

彩图 129

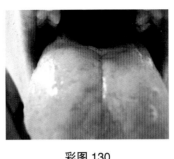

彩图 130

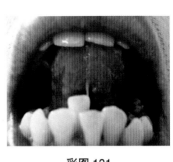

彩图 131

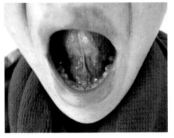

彩图 132

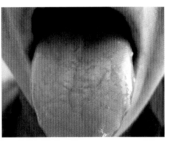

彩图 133

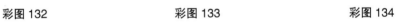

彩图 134

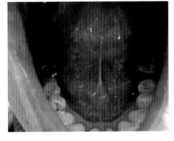

彩图 135

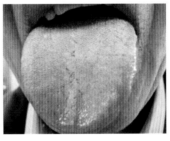

彩图 136

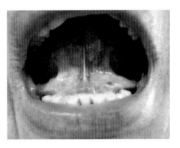

彩图 137

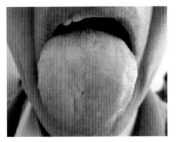

彩图 138

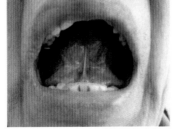

彩图 139

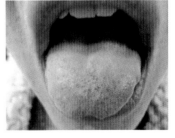

彩图 140

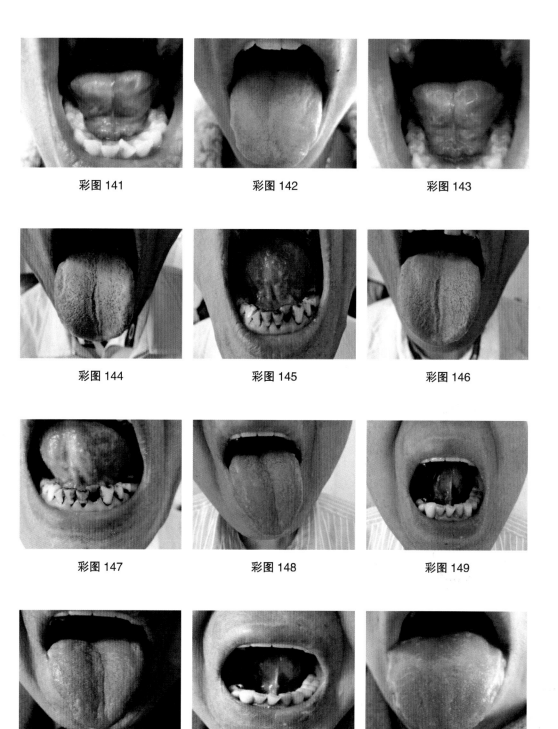

彩图 141　　　　　　　　彩图 142　　　　　　　　彩图 143

彩图 144　　　　　　　　彩图 145　　　　　　　　彩图 146

彩图 147　　　　　　　　彩图 148　　　　　　　　彩图 149

彩图 152　　　　　　　　彩图 153　　　　　　　　彩图 154

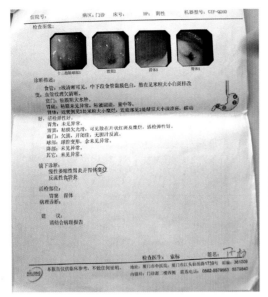

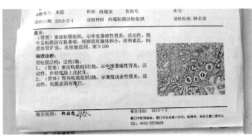

彩图 150

彩图 151

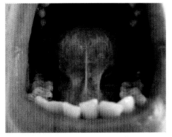

彩图 155

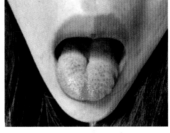

彩图 156

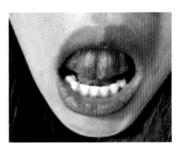

彩图 157

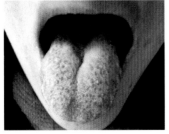

彩图 158

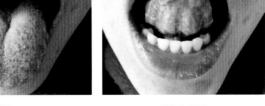

彩图 159